U0335248

本草一味

舒肝郁

本草护佑全家人丛书

余瀛鳌　陈思燕◎编著

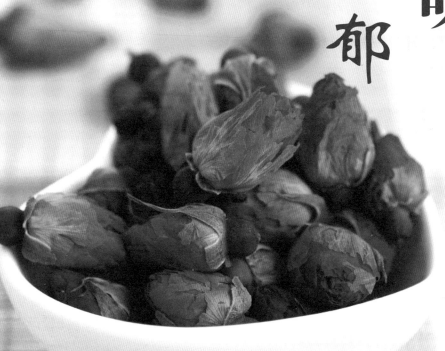

全国百佳图书出版单位
中国中医药出版社
·北京·

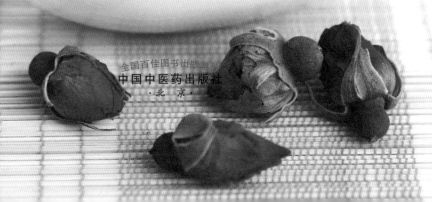

中医药学博大精深、源远流长，是无数先贤在与疾病的长期斗争中不断摸索，凝练而成。其内涵深邃，不仅包括治病救人之术，还蕴涵修身养性之道，以及丰富的哲学思想和崇高的人文精神。几千年来，孕育了无数英才，默默地守护着中华民族的健康，使华夏文明绵延至今。

在现代社会，科技发达，物质丰富，人类寿命得以延长，但很多新型疾病也随之涌现，给人们带来了巨大的痛苦。随着世界各国的经济文化交流日益加深，越来越多的国际人士开始认识到，中医药在治疗现代社会许多疑难杂症、塑造人类健康身心方面，具有无可比拟的价值，一股研究中医、移植中药的热潮正在世界范围内悄然兴起。此时的中医药，已经成为我国文化软实力的重要体现，是中国的"名片"。

中医药因其简、便、廉、验，毒副作用小，深受欢迎，很多人都喜欢学习一些基本的中医药知识。据统计，在农村和城市社区的科普活动中，中医药知识是最受欢迎的科普内容之一。但是，学习中医药并不是一件容易的事情，很多人与之初次接触时，往往被其艰深的内容所阻，最终只能望洋兴叹。

由此可见，国内外对中医药知识都有着深切的渴望，但是，能够深入浅出地讲述中医药科普知识的专家和图书不多。

有鉴于此，国家中医药管理局成立了"中医药文化建设与科学普及专家委员会"。其目的是整合中医药文化科普专家力量，对中医药文化建设与科学普及工作进行总体设计和规划，指导全行业开展相关工作，提升中医药文化建设水平，为中医药文化建设与科学普及长效机制的建立提供人才保障。

其职责是：对全行业中医药文化建设和科普宣传工作进行指导、研究、咨询和评价，同时承担有关文化科普宣传任务。针对社会上中医药科普作品良莠不齐而读者需求又十分迫切的现状，专家们除举办科普讲座、与各种传媒合作进行中医药知识传播外，还将为中医药文化建设与科学普及活动的策划和相关产品创意提供指导，研究挖掘中医药文化资源，在古籍、文献、典故、名人传说、民间故事中提炼中医药文化的内涵，结合现代社会人们养生保健的新需求，以通俗易懂、喜闻乐见的形式，创作一系列科学、权威、准确又贴近生活的中医药科普作品。

《本草护佑全家人丛书》正是一套这样的健康科普图书。该丛书将包含药食同源在内的单味中药与食物合理搭配，为广大读者提供中医养生与健康饮食指导。该丛书最大特色是医理来源于中医典籍，方法来自专家指导，既权威又安全，既高效又易操作，加之精美配图，彩色印刷，可使读者读之愉悦，用之有益，以此增强身心健康。

在本丛书即将出版之际，我在此对所有为本丛书编写提供指导的专家表示深深的感谢，其中要特别感谢特约中医学专家余瀛鳌先生。此外，要感谢为本丛书出版付出辛劳的众多工作人员。最后，还要感谢与本丛书有缘的每一位读者！

"要想长寿，必究养生"，祝愿大家永远健康快乐！

中国中医药出版社有限公司董事长

宋春生

2021 年 3 月

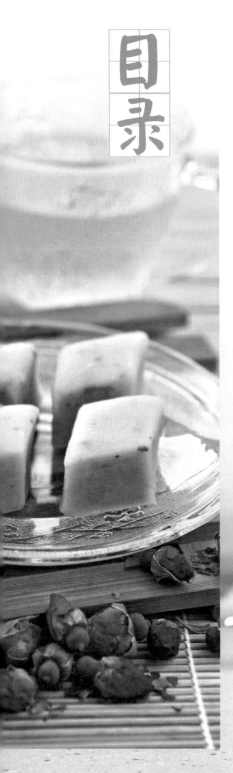

目录

开篇

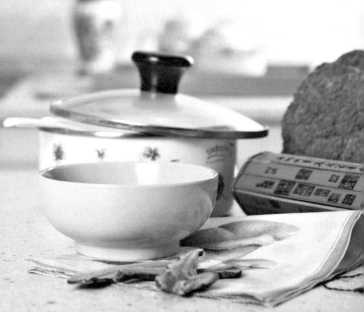

疏肝解郁药

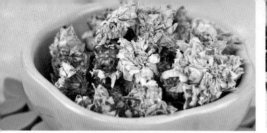
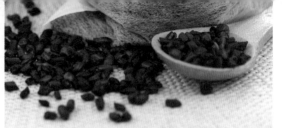

清肝解毒药

活血化瘀药

养肝保肝药

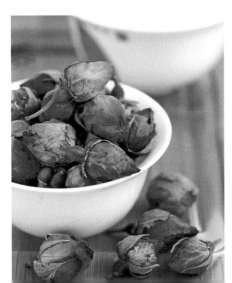

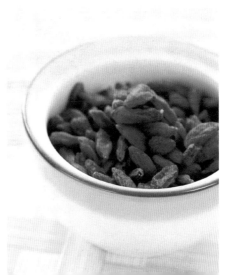

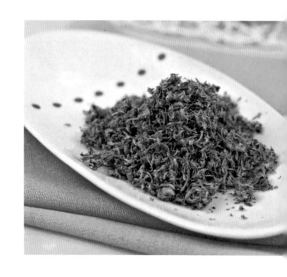

利湿退黄药

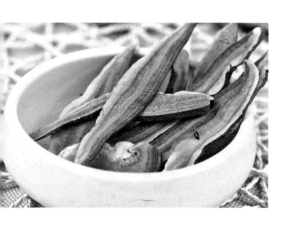

开篇

世人生气我不气
疏肝解郁病自去

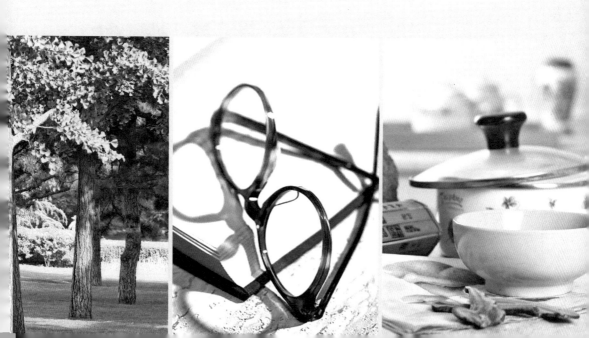

疏肝解郁病自去

疏肝郁，首先要把气理顺

肝郁又称肝气郁结证，是指肝失疏泄，气机郁滞，以情志抑郁、胸胁或少腹胀痛等为主要表现的证候。

简单地说，肝郁多是由于气机不顺、长期精神不舒畅或突然受到精神刺激、又发泄不出来造成的。如一个经常生闷气的女性，常常出现月经不调、偏头痛、胸胁胀痛、胃部不适、咽喉部有异物感等状况，往往是由于肝气郁结所致。

而肝气郁久则化瘀，使肝的解毒、排毒、藏血能力下降，从而导致人体内浊毒停蓄、湿邪难去、血不养颜、面多痿黄之色。故而在治疗之时，当以疏肝解郁之药为主，辅以清肝解毒、活血化瘀、养肝保肝、利湿退黄之药，可起到事半功倍之效。而本书，也正是从这几个方面入手进行讲述。下面，就让我们从肝的主要功能和特性说起。

肝的主要功能

肝主疏泄

"疏泄"指疏通、畅达、宣散、流通、排泄等综合生理功能。肝的疏泄功能正常，则气机顺畅，气血调和，经脉通利。若肝失疏泄，气机不畅，不但会引起情志、消化、气血水液运行等多方面异常表现，还会出现肝郁、肝火、肝风等多种肝的病理变化。

肝可调节情志

肝的疏泄功能减退时，会导致人体气机阻滞不畅，肝气郁结，出现胸胁、两乳胀痛、情绪抑郁等状况，气郁日久，又可化火生热，导致肝火、肝风等病变。如疏泄功能太过，则易导致情志亢奋，肝火亢盛，出现头胀头痛、面红目赤、急躁易怒、高血压等症状。

肝可帮助消化

肝与胆相表里，可促进胆汁的生成和排泄。若疏泄失职，胆汁分泌和排泄异常，可导致黄疸、口苦、呕吐黄水、胁肋胀痛、食欲减退等症。肝还可调节脾胃气机升降，而气机不调时会导致肝脾不和或肝气犯胃，出现脘腹胀满疼痛、食少呕逆、嗳气、便秘、眩晕等症。

肝可促进气血、水液的正常运行

肝可调畅气血运行，如肝的疏泄功能失调，会导致气滞血瘀，出现胸胁、乳房胀痛、结节肿块、月经不调等。肝还可保证人体水道通畅，排除水湿，此功能失调时，水湿痰饮会滞于体内，而出现淋巴结节、胸腹积水、黄疸等症。

肝主藏血

肝藏血是指肝具有储藏血液和调节血量的功能。血液生成后，一部分运行于全身，被各脏腑组织器官所利用，另一部分则流入肝，所谓"肝藏血"，以备应急的情况下使用。所以又有"肝为血海"的说法。

如果肝脏有病，藏血功能失常，不仅会出现血液和血流方面的改变，还会影响到机体其他脏腑组织器官的生理功能。如果肝血亏虚，会产生疲倦萎靡、肌肤失养、肢体麻木、月经量少、闭经、惊悸多梦、夜寐不安等问题；如果肝不藏血、血热妄行，则可导致各种出血，如吐血、咳血、衄血、崩漏等。

肝的其他特性

肝喜条达，恶抑郁

　　肝最喜舒畅通达，最怕抑郁。积极向上、心平气和、乐观开朗的情绪是肝脏正常运作的前提，而长期的情志不遂、抑郁、怨怒都会导致气机紊乱，影响血液运行，伤及肝的疏泄功能。所以说，调节情志对养肝特别重要。

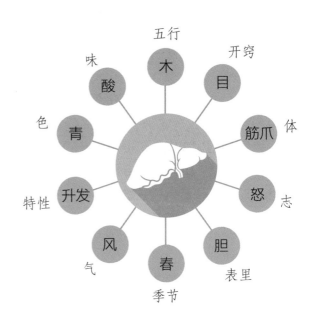

五行
开窍
木
目
味
酸
筋爪 体
色
青
怒 志
特性
升发
胆
风
春
表里
气
季节

肝为刚脏，在志为怒

　　古人把肝比喻为"将军之官"，用将军的刚强躁急、好动不静的性格来形容肝的生理特性，称之为"刚脏"。正由于肝的刚躁，肝阳易亢，肝气主动主升，与怒密切相关，所以，大怒可伤肝，使肝的阳气升发太过而致病。反之，肝的阴血不足，阳气偏亢，则稍有刺激，便易发怒。刚躁易怒最需要柔润来化解，因此，滋养阴血也是柔肝养肝、疏肝理气的关键。

肝藏魂

　　藏象学认为，魂藏于肝中，肝为"魂之居也"。肝藏血的功能正常，则魂有所舍。若肝血不足，心血亏损，则魂不守舍、神志不安，可见惊骇多梦、夜寐不安、梦游、梦呓以及出现幻觉等症。

肝属木，与春气相通应

肝在五行中属木，主升发。自然界的树木有向上生长、发散的特性，肝就像春天的树木，通畅舒展，充满生机，才能很好地发挥其功能。木在春天生长最为旺盛，因此，肝与春气相通应。春季万物复苏，欣欣向荣，有利于肝气的升发、调畅，也是疏解肝郁、养肝保肝的最佳时机。但春季风邪偏盛，也容易诱发肝风及肝阳上亢，需要特别防范。

肝开窍于目

目为肝之窍，肝与目有极为密切的关系，在多数情况下，"肝受血而能视"，即视力主要依赖于肝血的滋养。所以，许多肝病往往表现为眼疾。如肝血不足易出现视物昏花、夜盲、白内障等问题，肝阴亏耗则双目干涩、视力减退，肝火上炎则目赤肿痛，肝阳上亢可能导致头晕目眩，肝风内动易导致目睛斜视和目睛上吊，肝胆湿热可致眼白变黄等。

调节情绪疏肝郁

由于情志不舒、抑郁、恼怒等不良情绪会影响肝的疏泄功能，阻碍气机的升发，进而造成气滞血瘀，从而导致胸胁胀痛、脾胃失和、月经不调、神经衰弱、咽喉异物感等肝郁病症，所以，积极调解不良情绪是疏解肝郁的首选方法。

当情绪特别激动或闷闷不乐时，可通过理性思考、心理调整、转移注意力、找人倾诉、适度发泄等方法来平息怒气，通过改变负面思维的习惯，使亢奋或低落的心情得以平复。而平时，注意提高个人修养、避免身心过度紧张疲劳也是疏肝养肝的良方。

如果对长期肝火旺盛或肝气郁结者，在进行心理疏导的同时，再配合一些有疏肝理气、清肝解毒、活血化瘀等作用的中药材进行调养，效果更加显著。

见此症时宜养肝

头胀、头痛、偏头痛
精神萎靡、抑郁、生闷气
烦躁易怒、情绪波动大、失眠
胁肋胀痛、乳房胀痛
乳腺增生、乳房胀痛或有结节
咽喉异物感

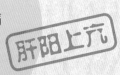

肝郁气滞

血压升高、面红
容易激怒
头晕目眩、头痛
目赤肿痛
面部痤疮多发
口干舌燥

肝阳上亢

面色晦暗、青黑或有瘀斑
有蜘蛛痣、肝掌
女性痛经、经水色暗、有血块
舌质紫暗或有瘀斑
或有肝脾肿大

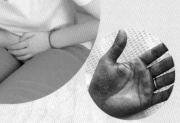

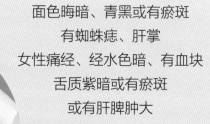

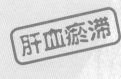

肝血瘀滞

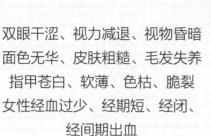
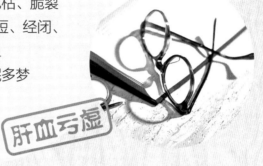

双眼干涩、视力减退、视物昏暗
面色无华、皮肤粗糙、毛发失养
指甲苍白、软薄、色枯、脆裂
女性经血过少、经期短、经闭、
经间期出血
五心烦热、失眠多梦

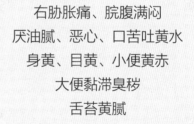
肝血亏虚

食欲不佳、口淡乏味
食少、消化不良
脘腹胀痛
大便溏薄或便秘
四肢倦怠乏力

右胁胀痛、脘腹满闷
厌油腻、恶心、口苦吐黄水
身黄、目黄、小便黄赤
大便黏滞臭秽
舌苔黄腻

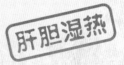
肝气犯胃

肝胆湿热

四肢麻痹、肌肉震颤
关节屈伸不利、中风
头晕眼花、头痛
皮肤干枯、风疹疮癣瘙痒
惊悸多梦、夜寐不安

吐血、鼻出血、
尿血、便血、痔血
女性经量过多、崩漏

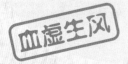
血虚生风

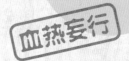
血热妄行

这些因素最伤肝

情志不遂，抑郁寡欢

如果长期生闷气、心情不舒畅、闷闷不乐，易导致肝气郁滞，气滞则血瘀、水邪停积，郁久则化火，皆为伤肝的元凶。尤其是女性，肝郁是造成月经不调、乳腺疾病及其他妇科病的重要因素。

暴怒伤肝

怒则伤肝，暴怒会导致肝火亢盛或肝气郁结，气生百病，尤其容易肝气犯胃，严重影响消化功能。此外，怒还容易造成肝阳上亢，出现血压飙升、目赤、脑出血、吐血等。所以，不要动肝火是养肝要诀。

过度劳累

过度的劳累，如繁重的体力劳动与脑力劳动，都会使机体长期处于超负荷状态，导致肝血亏虚、机体抵抗力下降，是引起慢性肝炎、肝硬化的重要原因。

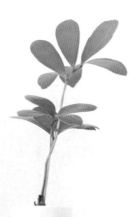

加班熬夜

长期加班熬夜最易损肝血。凌晨1点到3点时肝经最旺，是养肝血的最佳时刻，如果此时不睡觉，容易造成肝血亏虚、肝阴损耗，易生肝病。

久坐不动

久坐不动，体力活动过少，容易导致气滞血瘀、情绪抑郁不畅，从而使肝脏的疏泄和解毒功能下降，人体免疫力低下，对脾胃功能及视力也会有一定影响。

暴饮暴食

暴饮暴食或饮食不规律、饥一顿饱一顿、饮食油腻，均会使肝的气机失调，疏泄功能受损，胆汁分泌受影响，进而引起消化不良、脂肪肝、胆囊炎等肝胆疾病。

长期吸烟

肝为刚躁之脏，长期吸烟会加重肝脏阳亢阴虚的状况，且烟草中含有大量有毒物质，会加重肝脏解毒排泄的负担，造成肝功能受损，易引发肝硬化、肝癌等疾病。

过度饮酒

少量饮酒有利于通经升阳、活血化瘀，但如果饮酒过量，肝脏代谢酒精的能力就会受损，解毒能力差会致毒素淤积，引发酒精肝、肝硬化，对肝是巨大伤害。尤其是已患肝病者，最好戒酒。

饮食不洁

食用不卫生的食物或过食生猛海鲜，也是引起肝毒积聚、引发急慢性肝炎的重要原因。我国沿海地区肝病高发与喜好生食海产品有很大关系，而偏远贫困地区则多与食物不洁净有关。

滥用药物

"是药三分毒"，不论中药、西药，其毒素大多数都要通过肝肾来代谢。如果长期滥用药物，很容易造成肝细胞受损，引发药物性肝病。

清肝养肝这样吃

中药材这样选

首选药食两用材料

　　药食两用材料的药力虽和缓，但长期服用安全有效，而有毒性的中药材，会给肝脏加重负担，反而造成更大伤害。

对证选择药材

肝气郁滞者：宜选择柴胡、香附、郁金、玫瑰花、绿萼梅、合欢花等有解郁作用的药材。

肝阳上亢者：宜选择菊花、决明子、天麻等有平肝疏风作用的药材。

肝火毒盛者：宜选择夏枯草、蒲公英、马齿苋等有清热解毒作用的药材。

肝热出血者：宜选择小蓟、槐花等有止血作用的药材。

肝血瘀滞者：宜选择当归、川芎、月季花等活血化瘀的药材。

湿热黄疸者：宜选择茵陈、栀子等利湿退黄的药材。

慢性肝炎、肝硬化、脂肪肝者：宜选择枸杞子、女贞子、五味子、灵芝等有保肝护肝作用的药材。

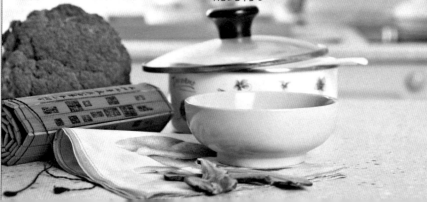

养肝食物这样搭配

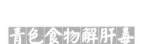

除了中药材之外，很多食物也有良好的清肝养肝作用，与中药材搭配食用，可以增强养护肝脏的效果。

青色食物解肝毒

青色入肝，青色的食物对养护肝脏非常有益。青色即为绿色，以蔬菜类食物为最多，多有清肝解毒、平肝降火的功效。如菠菜、芹菜、空心菜、油麦菜、生菜、芥蓝、油菜、西兰花、豌豆、四季豆、绿豆、豇豆、苦瓜等，肝病患者不妨多多食用。

适量食酸可柔肝

酸味入肝，有一定的疏解肝郁、促进消化、柔肝解毒、收涩止血的作用，对肝郁气滞、肝火旺盛、饮食油腻不化、慢性肝炎、肝热出血、脂肪肝、酒精肝、肝硬化等均有一定的调理作用。酸味水果是首选，如柑橘（黄疸者不宜）、柠檬、山楂、猕猴桃、乌梅等。此外，烹调中加醋、食用酸奶也是好方法。但酸味也不要过量，否则反而伤肝。

养肝宜多饮茶

茶叶是清泻肝火、平肝解毒、降压降脂的天然良药，尤其是绿茶、苦丁茶、乌龙茶、普洱茶等，均有很好的养肝效果，适合胸闷不舒、肝郁气滞、肝火旺盛、肝热毒盛者常饮，尤其对脂肪肝、阳亢所致的高血压、湿热黄疸等有很好的调养作用。除了直接饮茶外，在食疗中，中药材与茶叶的搭配也很常见。

养肝常用食物表

蓝莓

柠檬

葡萄

猕猴桃

菠菜

芹菜

山楂

胡萝卜

绿豆

茼蒿

苦瓜

西兰花

橘子

油菜

香菇

荠菜

番茄

丝瓜

鸡肝

猪肝

疏肝解郁药

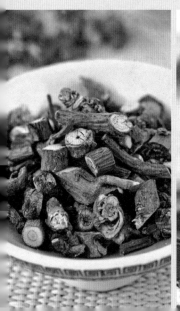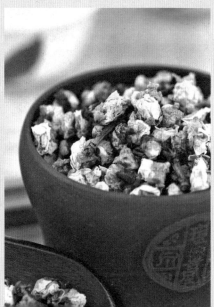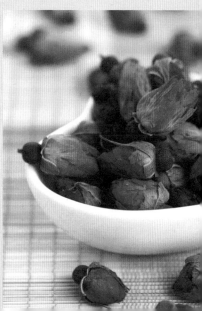

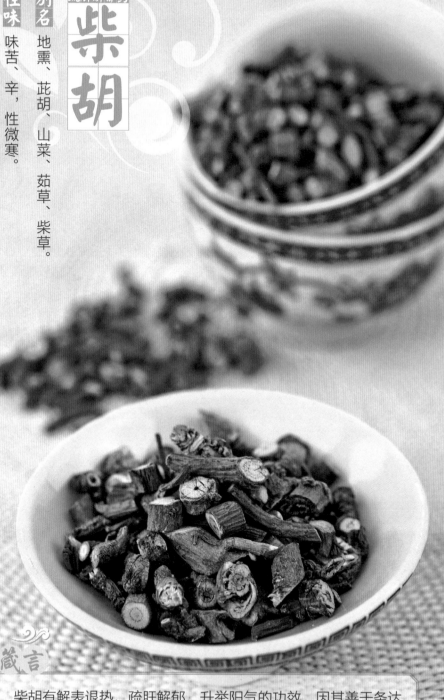

疏肝解郁药

柴胡

别名 地熏、茈胡、山菜、茹草、柴草。

性味 味苦、辛，性微寒。

归经 归肝、胆经。

专家箴言

　　柴胡有解表退热、疏肝解郁、升举阳气的功效。因其善于条达肝气，故为治肝气郁结之要药，常用于治疗肝失疏泄、气机郁阻所致的胸胁或少腹胀痛、情志抑郁、妇女月经失调、痛经等症。

古籍说法

《神农本草经》："主心腹肠胃结气，饮食积聚，寒热邪气，推陈致新。"

《滇南本草》："除肝家邪热、痨热，行肝经逆结之气，止左胁肝气疼痛。"

药材选料

本品为伞形科植物柴胡或狭叶柴胡的干燥根。按产地、性状不同，分为"北柴胡"及"南柴胡"，外形及功效相似，均可用，一般来说，南柴胡偏于疏肝解郁，北柴胡偏于清热解表。生用或醋炙用均宜。疏肝解郁时用醋炙柴胡效果更好一些。

 生柴胡

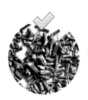 醋炙柴胡

常用搭配

用于治疗肝郁气滞时，柴胡常与香附、川芎、白芍、青皮、当归、郁金等合用。

用法用量

柴胡多煎汤或入丸、散。煎服用量在3~10克。

人群宜忌

适宜人群	不宜人群
✓肝郁气滞所致的胸胁或脘腹胀痛、情志抑郁、妇女月经失调、痛经、乳房胀痛、神疲食少者 ✓外感发热者，风寒、风热表证者 ✓气虚下陷、脏器脱垂者	✗柴胡有"劫肝阴"之说，阴虚阳亢、肝风内动、阴虚火旺及气机上逆者忌用或慎用

丸剂

柴胡方

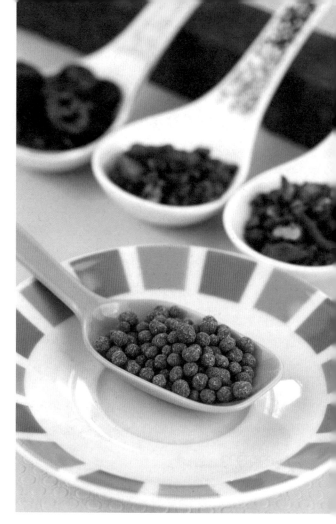

专家箴言

此方出自《常见病单验方》，主治心情抑郁不舒、兼有胁肋疼痛不适。

宜忌

✓ 适合于肝气郁滞、心情抑郁不舒兼有胸胁胀痛者。

✓ 四季均宜服用。

✗ 阴虚阳亢及气虚者不宜服用。

✗ 孕妇慎用。

材料

柴胡、延胡索各150克，青皮60克。

延胡索又叫元胡、玄胡，有活血化瘀、行气止痛的功效。

延胡索

做法

将各材料一起研为细粉，先用水和成面团状，再经搓细条、切粒、揉圆，制成如红小豆大小的丸，干燥即成。

用法

每次服6克，一日2~3次。

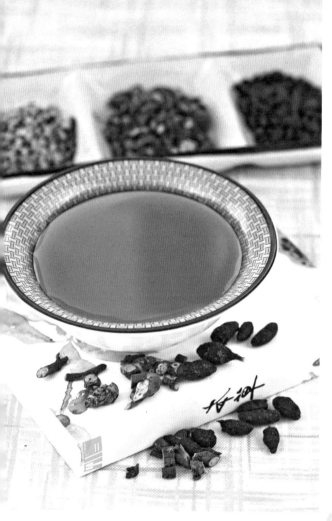

柴胡麻仁汤

材料

火麻仁

火麻仁又叫麻仁，有润肠通便的功效，是治疗肠燥便秘的常用药。

柴胡根30克，火麻仁20克，制香附10克。

做法

将柴胡根、火麻仁、制香附一起放入砂锅中，加适量水，先煎煮、取汁2次，再把两次的汤汁混匀即成。

用法

每日早、晚温服。

专家箴言

此方为余氏经验方，对治疗情志抑郁、大便干结有良效。

宜忌

✓ 适合于情绪郁闷不舒，兼有大便秘结者。

✓ 四季皆宜饮服。

✗ 阴虚火旺、肠滑者不宜服用。

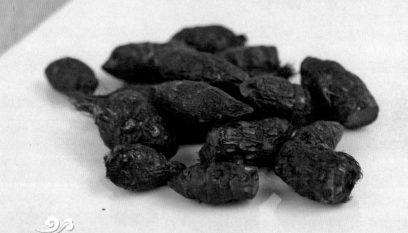

疏肝解郁药

香附

别名 莎草根、香附子、雷公头、香附米。

性味 味辛、微苦、微甘，性平。

归经 归肝、脾、三焦经。

专家箴言

　　香附有疏肝解郁、调经止痛、理气调中的功效。因其善散肝气之郁结，平肝气之横逆，故为疏肝解郁、行气止痛、妇科调经的要药。

古籍说法

《本草纲目》："利三焦，解六郁……妇人崩漏带下，月候不调，胎前产后百病。""乃气病之总司，女科之主帅也。"

《本草求真》："香附，专属开郁散气。"

《本草正义》："香附，辛味甚烈，香气颇浓，皆以气用事，故专治气结为病。"

药材选料

本品为莎草科植物莎草的干燥根茎。以个大、色棕褐、质坚实、香气浓者为佳，尤以山东产的东香附、浙江产的南香附品质较佳。生用、制用或醋炙用均可，醋炙香附的止痛力有所增强。

生香附

制香附：经黄酒、米醋、砂糖拌炒而成。

醋炙香附：经醋炒而成。

常用搭配

治肝气郁结胀痛时，多与柴胡、川芎、青皮、郁金等同用。

用法用量

多煎汤或入丸、散。煎服用量在6～10克。用时碾碎。

人群宜忌

适宜人群	不宜人群
✔肝气郁结所致的胁肋胀痛，寒凝气滞、肝气犯胃所致的胃脘疼痛者 ✔肝气郁结所致的乳房胀痛、月经不调、痛经者 ✔脾胃气滞腹痛、消化不良者	✖气虚无滞、阴虚、血热者忌服

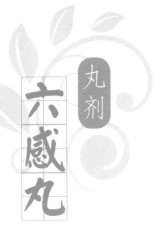

六感丸

丸剂

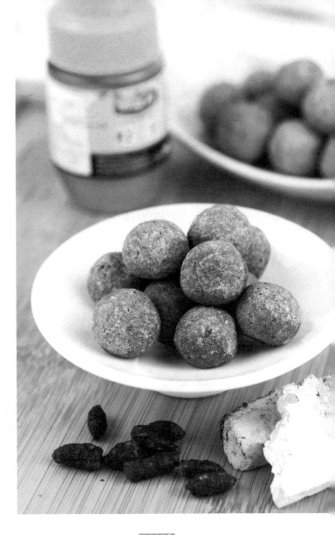

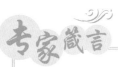

专家箴言

此方出自《万氏济世良方》，为治疗情志抑郁、不思饮食的良方。

宜忌

☑ 适用于名利失意、抑郁烦恼、七情所伤、不思饮食、面黄形羸者。

☑ 四季均宜服用。

✖ 气虚无滞、阴虚、血热者忌服。

材料

香附（炒制）1000克，茯神200克，蜂蜜适量。

做法

将炒制香附和茯神一起研为细粉，先用蜂蜜和成面团状，再经搓粗条、切段、揉圆，制成如核桃大小的蜜丸，最后用蜡纸包裹储存。（每丸约10克）。

用法

每次服1丸，一日2次。

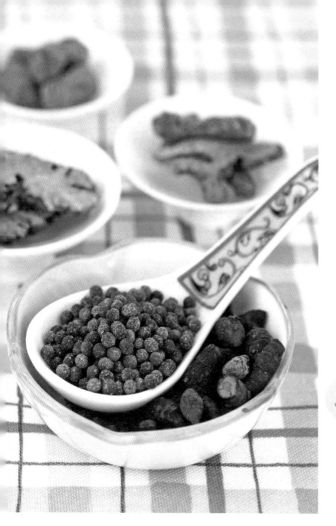

越鞠丸

专家箴言

　　此方为治疗郁证的名方，可理气解郁，宽中除满，用于多种郁证，擅长调解胸膈痞满、吞酸呕吐、饮食不消等症。

宜忌

✓ 适合气、血、痰、火、湿、食六郁所致的胸膈痞满、脘腹胀痛、嗳气吞酸、饮食停滞不化者。

✓ 适合所欲不遂、情志抑郁不舒者及抑郁症患者。

✓ 四季皆宜服用。

✗ 气虚、阴虚者不宜服用。

✗ 孕妇慎用。

材料

香附（醋制）、川芎、苍术各100克，神曲120克。

做法

将各材料一起研为细粉，先用水和成面团状，再经搓细条、切粒、揉圆，制成如红小豆大小的丸，干燥即成。

用法

每次6~10克，温水送服。一日2次。

疏肝解郁药

郁金

别名 马蒁、黄郁、毛姜黄。

性味 味辛、苦，性寒。

归经 归肝、胆、心经。

专家箴言

郁金有活血止痛、行气解郁、清心凉血、利胆退黄的功效。因其既能活血，又能行气，故常用于治气血瘀滞引起的各类痛证，如胸、胁、腹痛及乳房胀痛、痛经等。

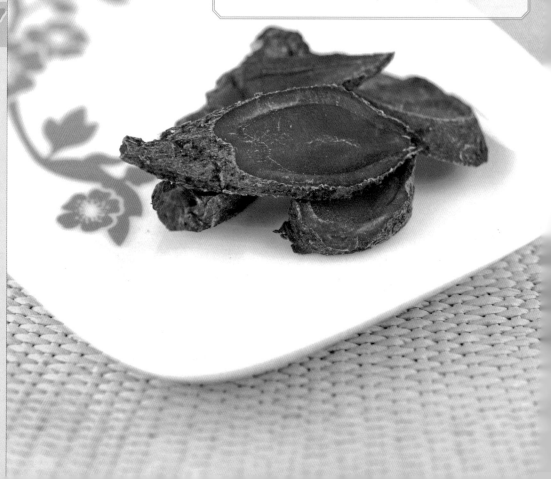

古籍说法

《本草汇言》："能散郁滞，顺逆气，上达高巅，善行下焦，为心肺肝胃，气血火痰郁遏不行者最验。故治胸胃膈痛，两胁胀满，肚腹攻疼，饮食不思等证。"

《本草备要》："行气，解郁，泄血，破瘀。凉心热，散肝郁，治妇人经脉逆行。"

药材选料

本品为姜科植物温郁金、姜黄、广西莪术、莪术或川郁金的块根，多切片或打碎后使用。其中，以产于浙江温州的温郁金质量最佳。郁金一般为生用，醋制郁金可增强疏肝止痛的作用。

 温郁金

 制郁金

常用搭配

郁金常与柴胡、白芍、香附、栀子、川芎、当归、青皮等药同用。搭配时注意：郁金畏丁香。

用法用量

多煎汤，或入丸、散。煎服用量在5~12克，研末服为2~5克。

人群宜忌

适宜人群	不宜人群
✓ 肝郁气滞血瘀所致的胸胁刺痛、胸痹心痛、脘腹胀痛者以及痛经、乳房作胀者	✗ 阴虚失血及无气滞血瘀者忌服
✓ 肝胆湿热所致的黄疸、胆石症者	✗ 孕妇慎服

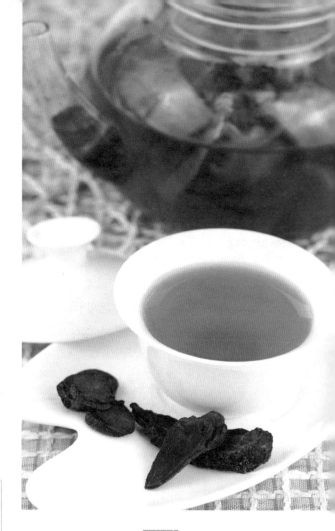

郁金解郁茶
茶饮

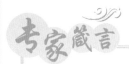

专家箴言

此茶可疏肝解郁，活血化瘀，行气止痛，清心养肝，对缓解抑郁、胸胁胀痛等有良效。

宜忌

✓ 适合情志抑郁不舒、胸腹胁肋诸痛者饮用。

✓ 热病癫狂、神昏以及湿热黄疸肝炎者宜饮。

✓ 四季均宜饮用。

✗ 阴虚失血、无气滞血瘀者及孕妇不宜饮用。

材料

郁金（醋制）10克，炙甘草5克，绿茶3克，蜂蜜适量。

做法

先将郁金、炙甘草共研成粉，再和绿茶一起装入茶袋中，放入茶壶，冲入沸水，闷泡15分钟后倒入杯中，加入蜂蜜即可饮用。

用法

每日1剂，不拘时频频饮服。

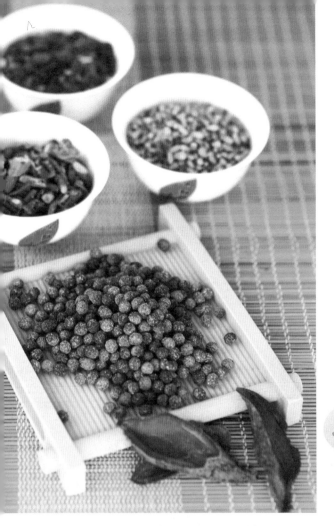

郁金二仁丸

丸剂

疏肝解郁药 · 郁金

25

材料

郁金150克，柏子仁100克，炒酸枣仁150克，柴胡100克。

做法

将各材料一起研为细粉，先用水和成面团状，再经搓细条、切粒、揉圆，制成如红小豆大小的丸，干燥即成。

用法

每次服6克，一日2次，用温开水送服。

专家藏言

此方为余氏经验方。郁金、柴胡为解郁药，酸枣仁、柏子仁为安神药，合用可行气解郁、养心安神，主治心情抑郁、睡眠不宁。

宜忌

☑ 适合情绪抑郁不舒、胸胁气滞胀闷疼痛，兼有失眠及睡眠质量不佳者。
☑ 四季皆宜服用。

❌ 无气滞血瘀者不宜服用。
❌ 有滑泄症者及孕妇慎服。

玫瑰花

别名 玫瑰、刺玫花、笔头花。

性味 味甘、微苦，性温。

归经 归肝、脾经。

专家箴言

玫瑰花有疏肝解郁、活血止痛的作用，常用于肝郁气滞所致的肝胃气痛、月经不调等症，其活血散瘀的作用还可止痛。尤其对于女性，玫瑰花是化解瘀斑、改善不良情绪的良药。

本草一味舒肝郁

26

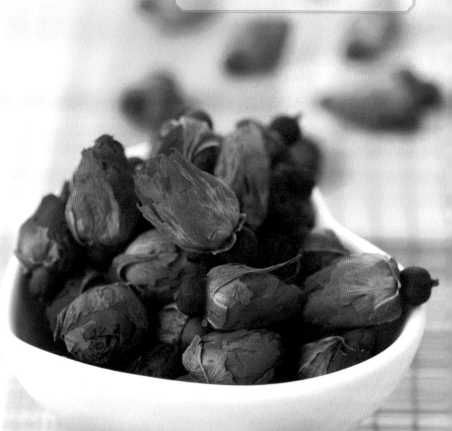

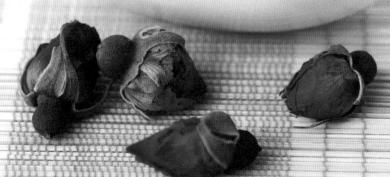

古籍说法

《本草正义》:"玫瑰花,香气最浓,清而不浊,和而不猛,柔肝醒胃,流气活血,宣通室滞而绝无辛温刚燥之弊。"

《本草纲目拾遗》:"和血行血,理气,治风痹、噤口痢、乳痈、肿毒初起、肝胃气痛。"

药材选料

本品为蔷薇科植物玫瑰干燥初放花蕾。春末夏初花将开放时采收干燥而成。以朵大、瓣厚、色重、鲜艳、香气浓者为佳,花已开放过大、香味及色泽淡者品质较差。还有些是月季花假冒,要注意鉴别(鉴别方法见第137页)。

 优质玫瑰花

 劣质玫瑰花

常用搭配

玫瑰花可单用。用于胸胁胀痛,常与佛手、砂仁、香附搭配;用于月经不调,常与当归、川芎、白芍配伍。

用法用量

可泡茶、煎汁、煮粥或入丸、散。煎服用量为1.5~6克。

人群宜忌

适宜人群	不宜人群
✓ 肝郁犯胃所致的胸闷气滞、脘胁胀痛、呕恶食少者	✗ 阴虚火旺者慎服
✓ 肝气郁滞所致的月经不调、经前乳房胀痛、色斑丛生、肤色暗黄、气色不佳、心情不悦者	✗ 玫瑰花为活血品,孕妇不宜
✓ 跌打损伤、瘀肿疼痛者	

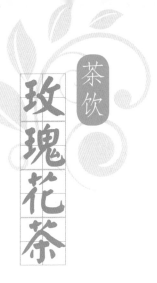

茶饮

玫瑰花茶

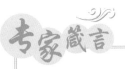

专家箴言

绿茶清热解毒，玫瑰花疏肝理气，搭配饮用，可调畅气血，消除郁闷烦躁，缓解肝病，美容爽肤。

宜忌

✓ 适合肝郁气滞所致的肝胃气痛、胸胁胀闷、心情抑郁不舒畅者。

✓ 可作为肝炎恢复期及胆囊炎、胆石症发作期患者的辅助食疗品。

✓ 适合气滞血瘀引起的面色晦暗多斑、月经不调者。

✓ 四季均可，春季尤宜。

✗ 孕妇不宜饮用。

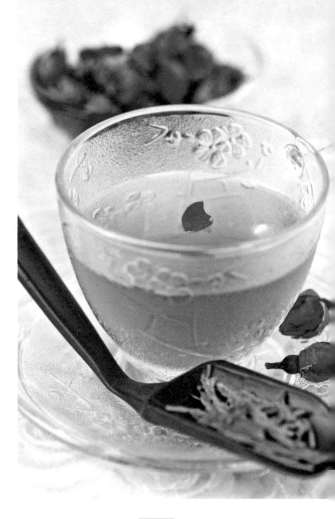

材料

干玫瑰花6克，绿茶适量。

做法

将干玫瑰花和绿茶放入杯中，冲入沸水，浸泡15分钟后倒出饮用。

用法

每日可多次冲泡，代茶频饮。

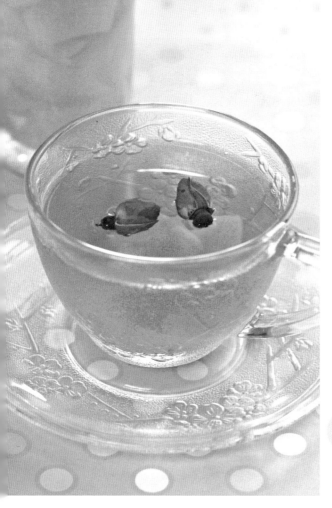

玫瑰柑橘茶

专家箴言

　　柑橘酸味入肝，有助于提高肝脏解毒能力，理气消积，搭配玫瑰花，可柔肝理气、疏肝解郁，防治各类肝病。

材料

干玫瑰花6克，柑橘3瓣。

调料

冰糖适量。

做法

将玫瑰花、柑橘、冰糖一起放入杯中，冲入沸水冲泡15分钟后饮用。

用法

每日可多次冲泡，代茶频饮。

宜忌

✓ 适合肝郁气滞、胸胁胀痛、心情烦闷不舒者。

✓ 慢性肝炎、肝硬化、脂肪肝患者皆宜常饮。

✓ 春季饮用尤宜。

✗ 阴虚火旺者及孕妇不宜饮用。

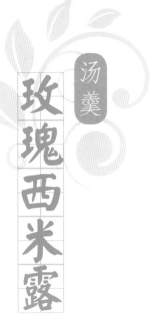

汤羹
玫瑰西米露

30

西米、蜂蜜各50克,玫瑰花、白糖各100克。

做法

1 将玫瑰花择取花瓣,洗净,放入煮锅中,加入白糖、蜂蜜和适量水,文火熬煮成玫瑰酱,装瓶密封保存。

2 西米洗净,浸泡1小时,待西米吸足水分再放入煮锅,加适量水,小火煮至米粒透明,盛入碗中,拌入适量玫瑰酱即可。

用法

随餐食用,或做加餐点心食用。

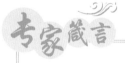
专家箴言

　　这是一道甜品,在心情烦闷、抑郁时食用,可有效缓解不良情绪,常食还有美容效果。

宜忌

✓ 适合肝郁气滞、心情不舒者常食。

✓ 肝血瘀滞引起的面色萎黄晦暗、瘀斑多、月经不调者宜食用。

✓ 春、夏季尤宜食用。

✗ 孕妇不宜食用。

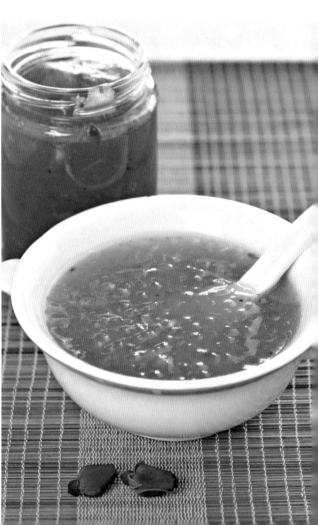

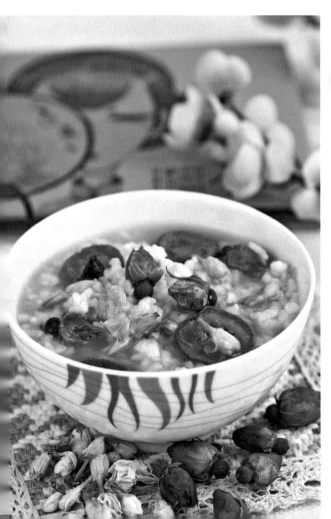

解郁双花粥

材料

玫瑰花、茉莉花、山楂各6克,粳米100克。

调料

红糖适量。

做法

将粳米淘洗干净后倒入锅中,加入山楂和适量水,大火烧开,改小火煮20分钟,再放入玫瑰花、茉莉花续煮15分钟,盛入碗中,调入红糖拌匀即可。

用法

每日早、晚分2次温热食用。

专家箴言

玫瑰花、茉莉花解郁理气,山楂、红糖活血化瘀,此粥有舒肝解郁、活血调经、安神止痛的功效。

宜忌

✓ 适合肝郁气滞血瘀所致胸胁胀闷、肝胃气痛、心情不畅、月经不调、痛经、面色晦暗、黄褐斑多者。

✓ 四季皆可,春季尤宜食用。

✗ 孕妇不宜食用。

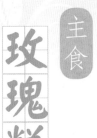

主食

玫瑰糕

此糕是一道外表靓丽、香甜可口的点心。日常容易心情郁闷、愁眉不展、月经不调、色斑较多、气色不佳的女性不妨常食。

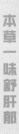

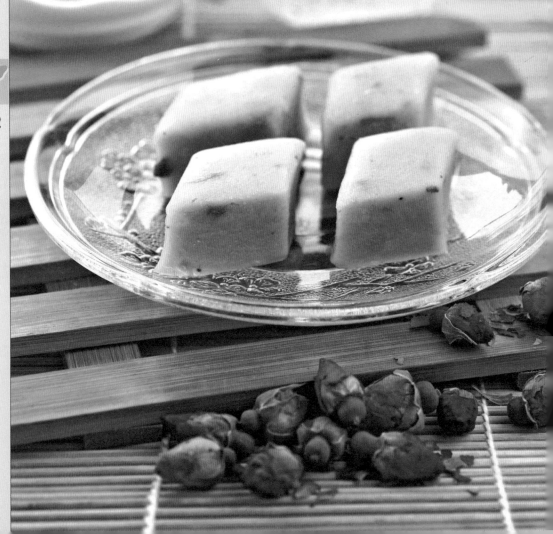

材料

干玫瑰花30克，糯米粉250克，澄粉100克。

调料

色拉油20克，白糖30克。

做法

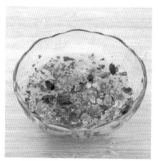

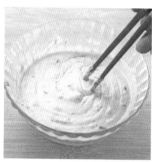

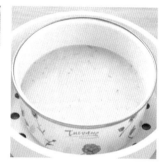

1 将干玫瑰花去蒂、去花蕊，取花瓣搓碎，用温水浸泡，至花瓣变软、水色变红。

2 把糯米粉、澄粉和白糖放入调配碗中，倒入玫瑰水，边倒边搅拌，搅匀后再倒入色拉油，继续搅拌成稠糊状。

3 将粉糊倒入蒸盆中，静置30分钟后放入笼屉，上蒸锅，大火蒸30分钟出锅，晾凉后切成小块即可。

用法

随餐做主食食用，或作为两餐间的点心食用。

宜忌

☑ 心情郁闷不畅、胸胁胀闷、月经不调、痛经、肝瘀头痛者宜常吃。

☑ 适合气血瘀滞所致的皮肤粗糙、面色黑黄晦暗、黄褐斑等色斑较多者。

☑ 四季皆可，春季尤佳食用尤佳。

✖ 阴虚火旺者及孕妇不宜食用。

佛手

别名 佛手柑、佛手香橼、蜜罗柑、五指柑、手柑。

性味 味辛、苦，性温。

归经 归肝、脾、胃、肺经。

专家箴言

佛手有疏肝解郁、理气和中、行气止痛、燥湿化痰的功效，常用于肝郁气滞及肝胃不和、脾胃气滞等引起的胸胁胀痛、脘腹胀痛，对慢性肝炎也有一定的疗效。

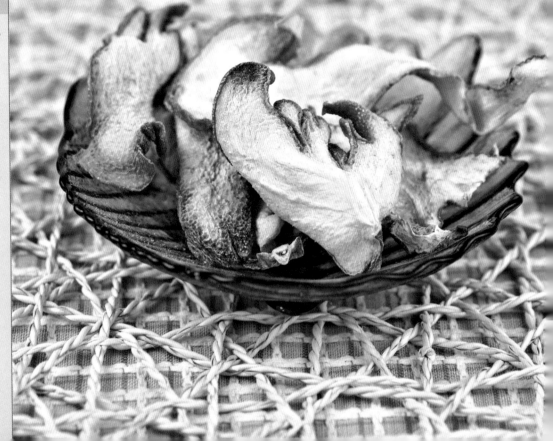

古籍说法

《本草纲目》："煎汤，治心下气痛。"

《本草再新》："治气舒肝，和胃化痰，破积。"

《本草便读》："佛手，理气快膈，惟肝脾气滞者宜之。"

药材选料

本品为芸香科植物佛手的干燥果实，因其外形张开如手指而得名。秋季果实尚未变黄或刚变黄时采收，纵切成薄片，晒干或低温干燥。一般生用，干鲜品均可。以片大、绿皮白肉、香气浓厚者为佳。因其香气有提振精神、化解抑郁的作用，所以，要挑选香气浓郁的效果才好。

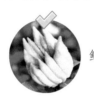 鲜佛手

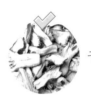 干佛手片

常用搭配

佛手可单用，也常与生姜、柴胡、香附、郁金、麦冬、砂仁、陈皮等合用，或与同有解郁作用的玫瑰花、茉莉花等同用。

用法用量

鲜佛手直接食用极酸涩，干鲜品一般都为泡茶或煎汤用。煎服用量为3～10克。

人群宜忌

适宜人群	不宜人群
✓肝郁气滞及肝胃不和所致的胸胁胀痛、脘腹痞满及胃痛者，慢性肝炎患者 ✓脾胃气滞引起的脘腹胀痛、呕恶食少者 ✓咳嗽日久痰多、痰饮咳喘、胸闷作痛者	✗阴虚有火、无气滞症状者

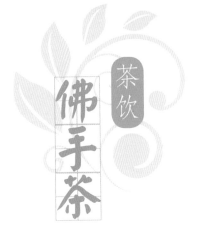

茶饮

佛手茶

36

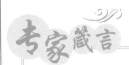

专家藏言

此茶可疏肝理气，和胃化痰，用于肝胃气痛、两胁作胀、胃神经痛、慢性肝炎等。

宜忌

✓ 主治肝胃不和、肝气郁滞所致的肝胃气痛、胃脘及两胁胀痛、恶心呕吐、痰饮咳喘、慢性肝炎。

✓ 有一定的解酒护肝作用。

✓ 四季均宜饮用。

✗ 阴虚口干、上火者不宜饮用。

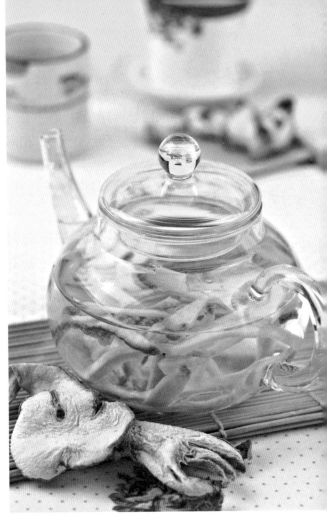

材料

干佛手10克（或鲜品30克）。

做法

将佛手切丝后放入壶中，冲入沸水，加盖浸泡15分钟后倒出饮用。

用法

每日可多次冲泡，代茶频饮。

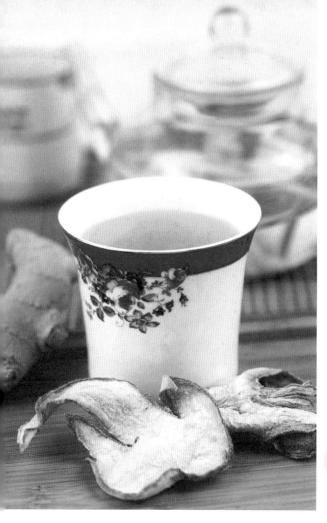

佛手姜茶

材料

干佛手10克，生姜6克。

调料

白糖适量。

做法

将生姜切片，和佛手一起放入锅中，加适量水煎煮，去渣取汁，调入白糖饮用。

用法

每日不拘时饮用。

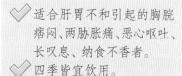

专家箴言

生姜是和胃止呕的良药，搭配疏肝解郁的佛手，可起到疏肝和胃的作用，常用于缓解肝胃不和引起的各种不适。

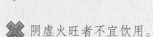

宜忌

✓ 适合肝胃不和引起的胸脘痞闷、两胁胀痛、恶心呕吐、长叹息、纳食不香者。

✓ 四季皆宜饮用。

✗ 阴虚火旺者不宜饮用。

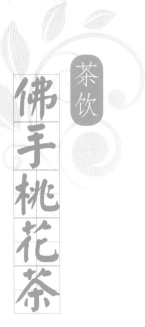

茶饮

佛手桃花茶

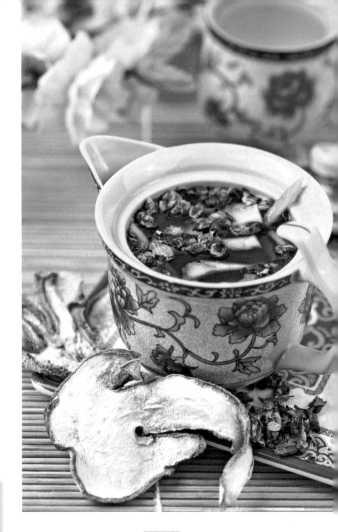

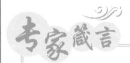

专家箴言

佛手疏肝解郁,桃花活血化瘀,同用可化解肝郁气滞血瘀,对解郁消斑有很好的效果。

宜忌

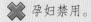

✓ 适合肝气郁结、气滞血瘀者,以及由此引起的面部蝴蝶斑(也称肝斑)较多、面色黯沉淤青者。

✓ 四季均可,春季尤宜饮用。

✗ 孕妇禁用。

材料

佛手、桃花各5克。

做法

将佛手切丝后和桃花一起放入壶中,冲入沸水,加盖浸泡15分钟后倒出饮用。

用法

每日可多次冲泡,代茶频饮。

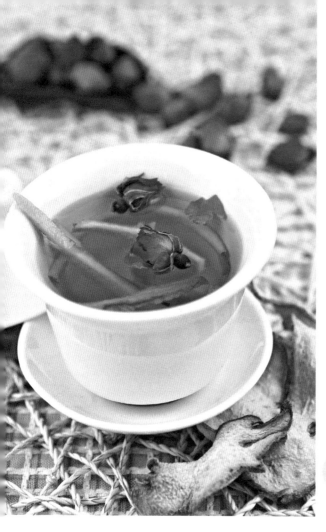

茶饮

佛手玫瑰茶

专家箴言

佛手和玫瑰花都是解郁、行气、止痛的良药。一起使用，可增强化解肝郁的效果。

材料

佛手、玫瑰花各5克。

做法

将佛手切丝后和玫瑰花一起放入杯中，冲入沸水，加盖浸泡15分钟后倒出饮用。

用法

每日代茶频饮。

宜忌

✓ 适合肝郁气滞、胸胁胀痛、肝胃不和、心情郁闷不舒、月经不调者。

✓ 慢性肝炎者宜常饮。

✓ 春季饮用尤佳。

✗ 阴虚火旺者及孕妇不宜饮用。

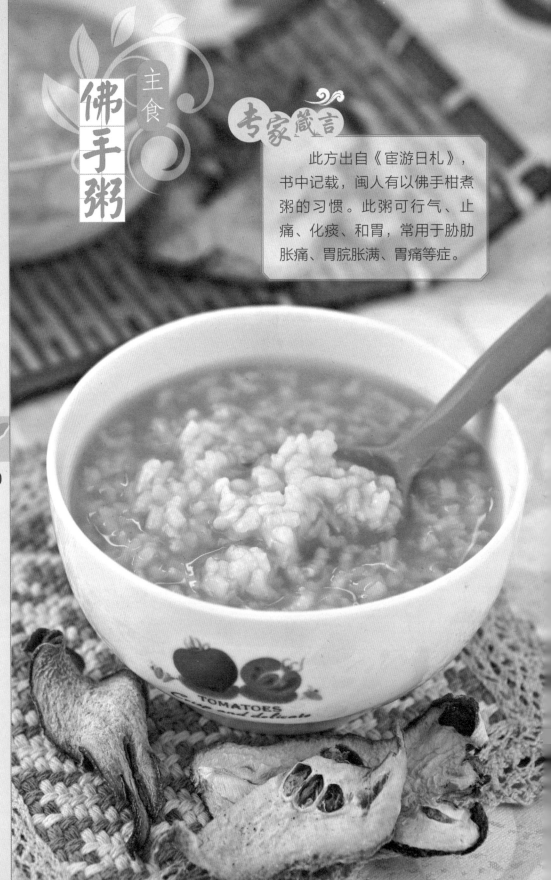

主食

佛手粥

专家箴言

此方出自《宦游日札》，书中记载，闽人有以佛手柑煮粥的习惯。此粥可行气、止痛、化痰、和胃，常用于胁肋胀痛、胃脘胀满、胃痛等症。

材料

干佛手 10 克（或鲜佛手 30 克），
粳米 100 克。

调料

冰糖15克。

做法

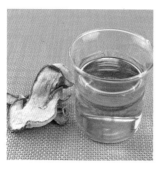

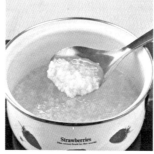

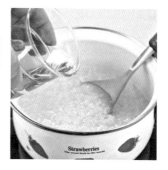

1 将佛手洗净，放入锅中，加适量水，煎煮30分钟，过滤去渣，留取汤汁。

2 把粳米淘洗干净，倒入锅中，加适量水，上火煮成粥。

3 粥将成时，倒入汤汁和冰糖，再稍煮一会儿即可。

用法

每日早、晚餐做主食，温热食用。

宜忌

✔️ 肝郁气滞、肝气犯胃所致的心情郁闷、胁肋胀痛、胃脘胀满、胃痛、呕吐、嗳气、食欲不振、痰饮咳喘者宜食用。

✔️ 慢性肝炎、慢性胃炎及中老年体虚胃弱、消化不良者可常食。

✔️ 四季皆可，春季尤宜食用。

❌ 阴虚火旺、无气滞者不宜食用。

疏肝解郁药

绿萼梅

别名 梅花、白梅花、梅、春梅、干枝梅。

性味 味微酸、涩，性平。

归经 归肝、胃、肺经。

专家箴言

绿萼梅有疏肝解郁、和中、化痰的功效。其芳香行气入肝胃，是治疗肝胃气痛的良药，也常用于化解情绪抑郁、开胸顺气、化痰散结，是肝气郁结者的保健佳品。

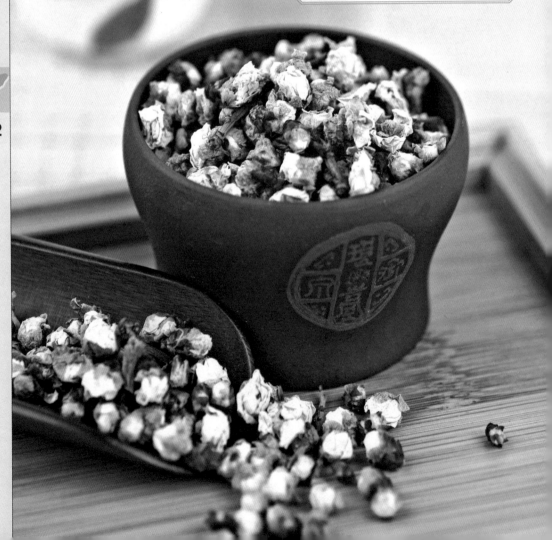

古籍说法

《饮片新参》："绿萼梅平肝和胃，止脘痛、头晕，进饮食。"
《百花镜》："开胃散邪，煮粥食，助清阳之气上升，蒸露点茶，生津止渴，解暑涤烦。"

药材选料

本品为蔷薇科植物梅的干燥花蕾。初春花未开放时采摘花蕾干燥而成。绿萼梅分白梅花、红梅花两种，药用以主产于江苏、浙江等地的白梅花为主，以花匀净、完整、含苞未放、萼绿花白、气味清香者为佳。红梅花较少使用。

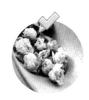 优质白梅花

 劣质白梅花

常用搭配

绿萼梅可单用，用于肝胃气痛时，也常与柴胡、佛手、青皮、香附等搭配，或与同有解郁作用的玫瑰花、月季花、茉莉花等合用。

用法用量

一般用于泡茶、煮粥。煎服用量在3～5克。

人群宜忌

适宜人群	不宜人群
✓ 肝胃气滞所致的胁肋胀痛、脘腹痞满、嗳气、食欲不振、胃痛、消化不良者	✗ 本品为理气药，气虚较重及无气滞症状者慎服
✓ 情志不舒、肝气郁滞、痰气郁结所致心情烦躁郁闷、神经衰弱、梅核气、咽喉不爽、慢性咽炎者	

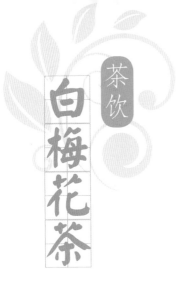

茶饮

白梅花茶

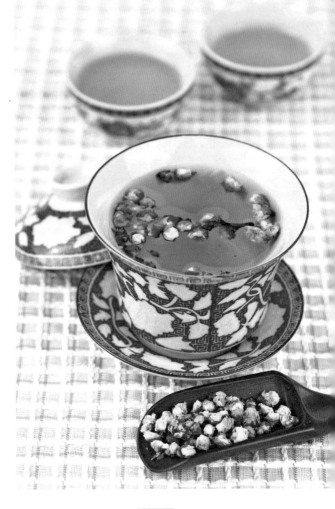

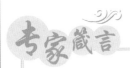

专家藏言

这是传统较为常用的解郁茶，有理气疏肝、舒畅心情、和胃止痛、开胃生津、化痰利咽的功效。

宜忌

✓ 适合肝胃气滞不和所致的两胁胀痛、胃脘满闷胀痛、心情郁闷不舒、食欲不振者饮用。
✓ 适合患有梅核气、慢性咽炎者。
✓ 四季均可，春季尤宜饮用。

✗ 气虚较重者不宜多饮。

材料

绿萼梅3克。

做法

将绿萼梅放入杯中，冲入沸水，加盖浸泡15分钟后倒出饮用。

用法

每日可多次冲泡，代茶频饮。

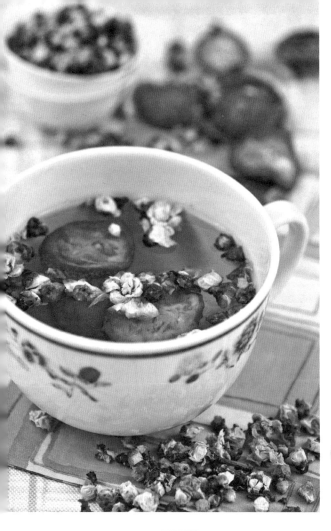

茶饮

治梅核气饮

疏肝解郁药 · 绿萼梅

45

材料

绿萼梅3克，橘干10克。

做法

橘干与绿萼梅一起放入杯中，冲入沸水，加盖浸泡15分钟即可饮用。可多次冲泡。

用法

每日不拘时频饮。

专家箴言

此饮善治梅核气。（梅核气为因情志不遂、肝气瘀滞、痰气互结停聚于咽所致，以咽中似有梅核阻塞、咯之不出、咽之不下、时发时止为主要表现。）

宜忌

✓ 适合梅核气患者，中青年女性患此病较多，宜常饮。

✓ 春夏季最宜饮用。

✗ 气虚而无气滞者不宜多饮。

梅花菊花茶

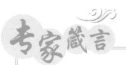 专家箴言

　　此粥可解肝郁、降肝火、凉肝血、解肝毒，适用于肝郁气滞及肝阳上亢诸证。

宜忌

✓ 适合肝郁气滞所致的胸胁胀痛、肝胃不和、心情烦闷者。

✓ 适合肝阳上亢所致的眩晕耳鸣、头胀痛、心烦口苦、面红眼赤、咽喉肿痛者。

✓ 春季饮用尤佳。

✗ 气虚胃寒、泄泻者不宜饮用。

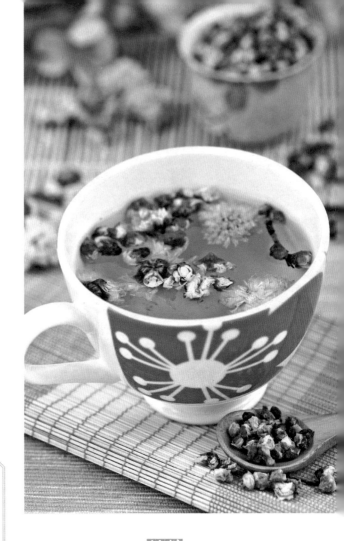

材料

绿萼梅、白菊花各3克。

做法

将绿萼梅、白菊花放入杯中，冲入沸水，加盖浸泡15分钟后倒出饮用。

用法

每日可多次冲泡，代茶频饮。

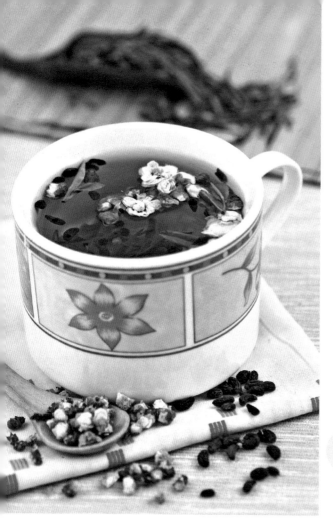

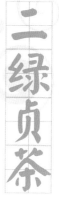
二绿贞茶

专家箴言

此茶可疏肝理气，养阴化痰，适用于气阴化热、痰热互结型梅核气。

材料

绿萼梅、绿茶、橘络各3克，女贞子6克。

做法

将女贞子捣碎，与其他材料一起放入杯中，冲入沸水，加盖浸泡15分钟后倒出饮用。

用法

每日可多次冲泡，代茶频饮。

宜忌

✓ 适合咽中似有梅核大小的异物梗塞，吐之不出，吞之不下，而咽喉部却无红肿者，慢性咽炎者最宜饮用。

✓ 春、夏季饮用尤佳。

✗ 气虚而无气滞者不宜多饮。

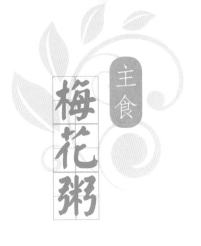

主食

梅花粥

48

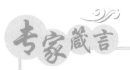

专家箴言

此粥疏肝和胃，解郁
化痰，常用于肝郁气滞引
起的胁腹胀痛、梅核气，
以及肝郁犯胃诸证。

宜忌

✔ 适合因情志不遂、肝郁气
滞引起的胁肋胀痛、梅核
气者，更年期妇女最宜食
用。

✔ 适合肝郁犯胃所致的胃脘
胀满、食欲不佳者。

✔ 春、夏季尤宜食用。

✘ 气虚而无气滞者不宜食用。

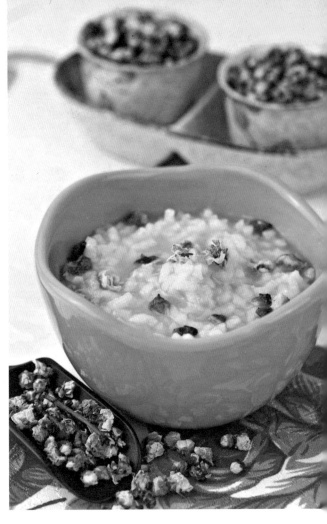

材料

白梅花5克，粳米100克。

做法

将粳米淘洗干净，放入锅中，加入适量水煮
粥，待粥将成时，加入洗净的白梅花，拌匀
稍煮即可。

用法

每日早、晚分2次，作主食温热食用。

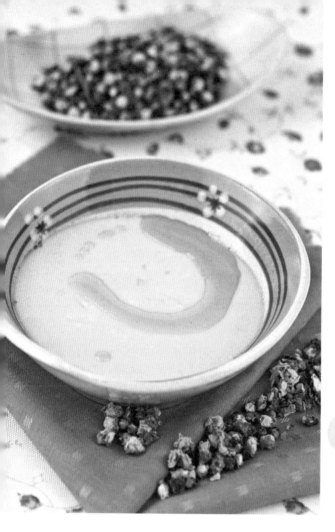

梅花蒸蛋

专家箴言

此方源自《本草纲目拾遗》。有疏肝、理气、散结的功效，可用于气郁、情志不遂所致的颈部淋巴结核（瘰疬）。

材料

白梅花5克，鸡蛋1个。

调料

盐、香油各适量。

做法

先用白梅花煎取适量汤汁，再用汤汁与鸡蛋液混匀，倒入蒸碗，加适量盐，上蒸锅大火蒸10分钟，制成鸡蛋羹，加香油即可。

用法

每日1个，连服7日。

宜忌

✓ 适合由于悲怒忧思、情志不遂、肝郁化火所致颈部淋巴结节，常伴潮热、消瘦、咳嗽、盗汗、失眠、厌食等症状者。

✓ 春季食用尤佳。

✗ 气虚而无气滞者不宜食用。

疏肝解郁药

青皮

别名 四花青皮、个青皮、青皮子。

性味 味苦、辛，性温。

归经 归肝、胆、胃经。

专家箴言

青皮有疏肝破气、消积化滞的功效。尤其擅长治肝郁气滞所致的胸胁胀痛、疝气疼痛、乳房肿痛等，对气滞脘腹胀痛、食积腹痛也有一定的疗效。

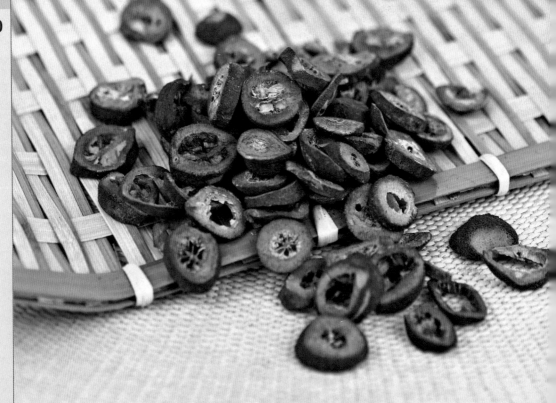

古籍说法

《本草图经》："主气滞，下食，破积结及膈气。"

《本草纲目》："治胸膈气逆，胸痛，小腹疝痛，消乳肿，疏肝胆，泻肺气。"

《本草汇言》："青橘皮，破滞气，削坚积之药也。"

药材选料

本品为芸香科植物橘及其栽培变种的幼果或未成熟果实的干燥果皮。以坚实、个整齐、皮厚、香气浓者为佳。青皮与陈皮来源于同一植物。青皮是未成熟果实的果皮，长于破气而疏肝经郁滞，性较峻烈，行气力猛；陈皮是成熟果实的果皮，长于理脾化痰，用于脾胃气滞，性温和而不峻，行气力缓。用于肝郁气滞时应选择青皮，醋炙青皮疏肝止痛力更强。

 青皮

 陈皮

常用搭配

青皮可单用，也可与柴胡、郁金、香附、金银花、川楝子、陈皮等同用。

用法用量

可泡茶、煎汤，或入丸、散。煎服用量在3~10克。

人群宜忌

适宜人群	不宜人群
✓ 治肝郁气滞所致的胸胁胀痛、疝气疼痛、乳房结块或肿痛者 ✓ 气滞、食积所致的脘腹胀痛者 ✓ 腹内积块肿大胀痛者	✗ 因其破气性强，易损人真气，所以气虚及无气滞者慎服，尤其老弱虚羸者不宜服用

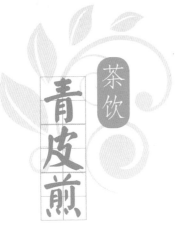

茶饮

青皮煎

52

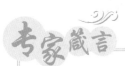

专家箴言

　　此汤可疏肝破气，削坚破滞，尤善治乳痈、乳腺癌。

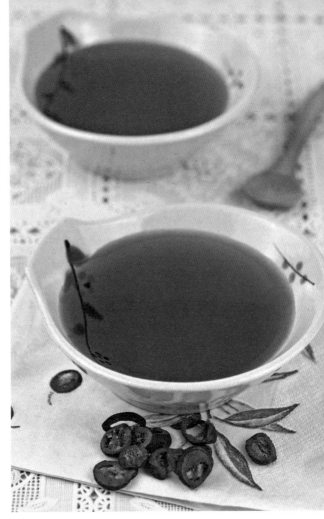

宜忌

✓ 适合易怒、胸闷不舒、肝郁气滞、乳房有增生胀痛或结节肿块者饮用。
✓ 四季均可，春季尤宜饮用。

✗ 气虚及无气滞者慎服。
✗ 青皮破气力较烈，不宜多服、久服。

材料

青皮10克。

做法

将青皮放入锅中，加300毫升水，煎至剩下200毫升药汁，过滤药渣，取汁饮用。

用法

每日1次，徐徐饮服。

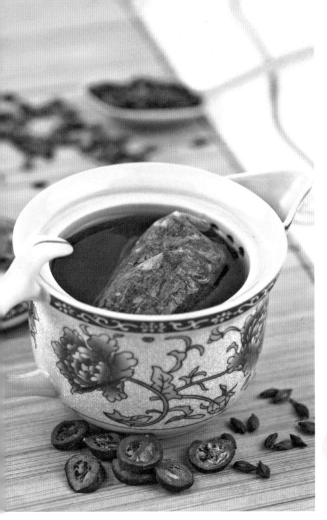

专家藏言

此茶可疏肝理气，消食开胃，常用于肝气郁结、肝逆犯胃引起的胁痛、腹胀、食少等。

材料

麦芽15克，青皮10克。

做法

将麦芽和青皮研为粗末，装入茶袋，置于壶中，倒入沸水，加盖浸泡15分钟后饮用。

用法

每日1剂，可多次冲泡，代茶频饮。

宜忌

✓ 适合多怒、气滞、两胁胀痛、脘腹痞胀、饮食无味者，急慢性肝炎后遗症者也宜饮用。

✓ 春季饮用尤佳。

✗ 此方理气、破气力量较猛，气虚及阴虚者不宜多饮。

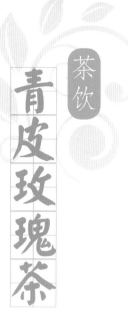

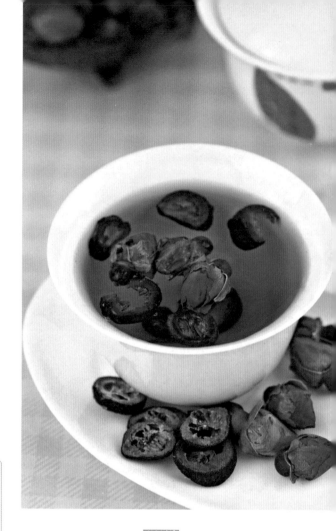

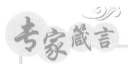

茶饮

青皮玫瑰茶

本草一味舒肝郁

54

专家箴言

此茶可理气解郁，消坚止痛，对因情绪抑郁、肝气郁结所致的胸闷、乳胀、乳痛等均有疗效。

宜忌

✓ 适合情绪长期烦闷抑郁、肝郁气滞所致的胸胁胀痛、胸闷不舒者。

✓ 乳房胀痛、乳腺增生、乳房结块囊肿者宜饮用。

✓ 春季饮用尤佳。

✗ 气虚、无气滞者及孕妇皆不宜饮用。

材料

青皮5克，玫瑰花3克，蜂蜜适量。

做法

将青皮、玫瑰花放入杯中，冲入沸水，浸泡15分钟后倒出，调入蜂蜜饮用。

用法

每日可多次冲泡，代茶频饮。

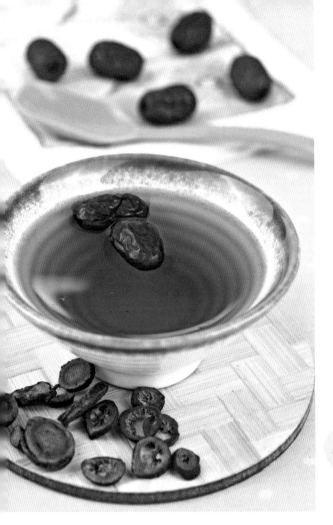

汤羹 青皮甘枣汤

专家箴言

此汤既可破气消积，行气止痛，又可养护脾胃，适合肝郁气滞、肝气犯胃所致的肝胃气痛、胃脘胀痛等。

材料

青皮10克，甘草6克，大枣3个。

做法

先将青皮和甘草放入锅中，加适量水煎煮30分钟，去渣留汤，放入红枣续煮15分钟即可。

用法

脘腹气滞胀痛时适量饮用，喝汤吃枣。

宜忌

☑ 适合因悲忧、大怒等情绪引起气郁、肝气犯胃，出现胃痛、胸胁胀痛、不思饮食者。

☑ 四季均可，春季尤宜食用。

✖ 气虚者不宜食用。

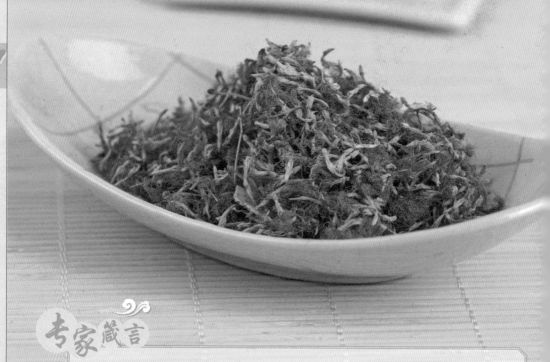

疏肝解郁药

合欢花

别名 夜合花、乌绒。

性味 味甘，性平。

归经 归心、肝经。

本草一味舒肝郁

56

专家箴言

合欢花可作为安神药，有安神解郁、疏肝理气、清心明目的功效，常用于情绪忧郁、虚烦不安、失眠多梦、记忆力减退等症，对于神经官能症、更年期综合征、高血压等引起的失眠心烦均有效。

古籍说法

《神农本草经》："安五脏，和心志，令人欢乐无忧。"
《四川中药志》："能合心志，开胃理气，消风明目，解郁。治心虚失眠。"

药材选料

本品为豆科植物合欢的干燥花序。夏季花开时采收晒干而成，以气微香、味淡、身干色黄、无泥染、花不碎者为佳。其常见混淆品为北合欢（也叫南蛇藤子），虽然名称相似，但药效不同，要注意区分。

合欢花

北合欢

常用搭配

合欢花常与夜交藤配对使用，药效可以互补，这两对药物的名称还有助于增强安神解郁的心理效应。对于失眠心烦特别明显者，还宜加入酸枣仁、柏子仁等养心安神之品，效果更好。

用法用量

可泡茶、煎汤，或入丸、散。煎服用量在5～10克。

人群宜忌

适宜人群	不宜人群
✓ 肝郁胸闷、忧而不乐、健忘、各类原因引起的失眠、神经衰弱者 ✓ 风火眼疾、视物不清、腰痛、跌打损伤、痈肿疼痛者	✗ 阴虚津伤者慎用

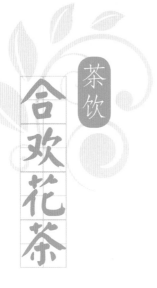

茶饮

合欢花茶

58

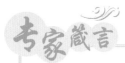

专家箴言

此茶有养心健脾、解郁理气的功效，常饮可使人身心愉快、头脑清晰，对防治神经衰弱很有效。

宜忌

✓ 适合神经衰弱、心情烦闷不舒、胸闷气痛、失眠多梦、健忘、眼疾者饮用。
✓ 四季均宜饮用。

✗ 阴虚津伤者不宜多饮。

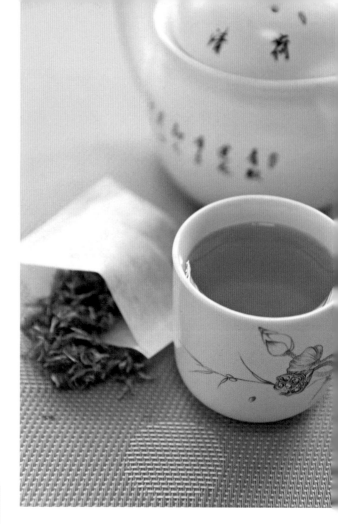

材料

合欢花6克。

调料

白糖适量。

做法

将合欢花装入茶袋，放入杯中，冲入沸水，加盖闷泡15分钟后加白糖饮用。

用法

每日可多次冲泡，代茶频饮。

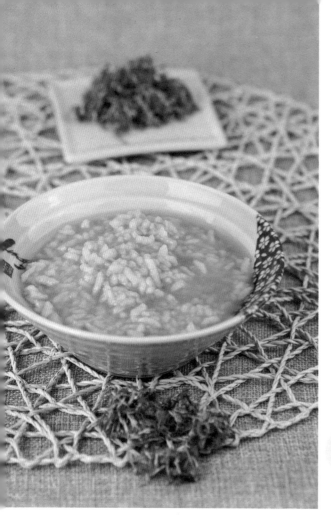

专家箴言

此粥可理气解郁，养心安神，和络止痛，是心血虚、肝气郁结者的调养良方。

材料

合欢花10克，粳米100克。

调料

红糖10克。

做法

先将合欢花加适量水煎煮20分钟，滤渣留汤，再倒入粳米，小火煮至粥将成时放入红糖，稍煮片刻即可。

用法

每日早晚分2次温热服食。

宜忌

✓ 适合肝郁胸闷、精神不悦、健忘、胸胁胀满疼痛、头痛、月经不调者。

✓ 顽固性失眠、多梦及情绪容易激动、烦躁的更年期综合征妇女宜食用。

✓ 四季皆宜食用。

✗ 阴虚津伤者不宜多食。

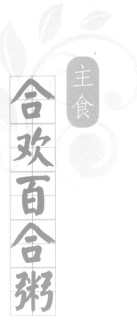

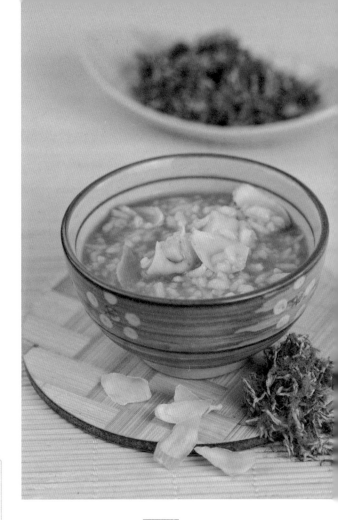

主食

合欢百合粥

60

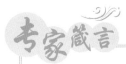

专家箴言

　　合欢花解郁安神，百合润肺、宁心、安神，此粥最宜神经衰弱者食用，是治疗抑郁、失眠的良方。

宜忌

✔ 适合肝郁胸闷、忧思不乐、失眠多梦、健忘、头痛、情绪不稳定、容易激动者，神经衰弱及更年期女性最宜。

✔ 四季均宜食用。

✘ 百合较寒凉，中寒泄泻者不宜多食。

材料

合欢花、干百合各10克，粳米100克。

做法

先将合欢花加适量水，煎煮20分钟，滤渣留汤，再倒入淘洗净的粳米和干百合，煮30分钟，至粥成。

用法

做晚餐主食食用，更有利于防治失眠。

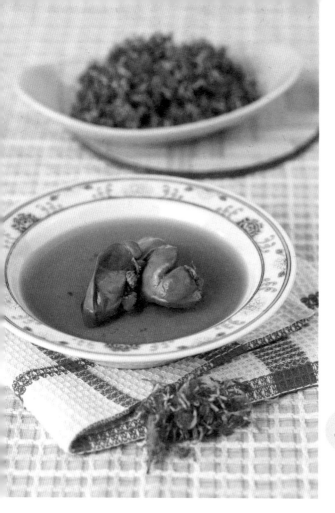

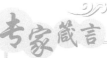

合欢鸡肝汤

汤羹

专家箴言

合欢花解郁安神，鸡肝可养肝补血。食用此汤有解肝郁、养肝血的作用，尤善治风火眼疾。

材料

合欢花10克，鸡肝70克。

调料

料酒、盐各适量。

做法

先将合欢花加适量水煎煮20分钟，滤渣留汤，再放入鸡肝，煮沸后撇去浮沫，加料酒、盐，煮5分钟即成。

用法

随餐食用，吃肝喝汤。

宜忌

✓ 适合肝郁血瘀或风热毒火所致的心情烦闷、失眠、健忘、眼睛红肿发炎者。

✓ 肝血亏虚所致的视力下降、视物不清、视觉疲劳、贫血者常食也有益。

✓ 春季食用尤佳。

✗ 血脂、胆固醇偏高者不宜多食鸡肝。

疏肝解郁药

玳玳花

别名 枳壳花、代代花、回青橙、酸橙花。

性味 味辛、甘、微苦，性平。

归经 归肝、胃经。

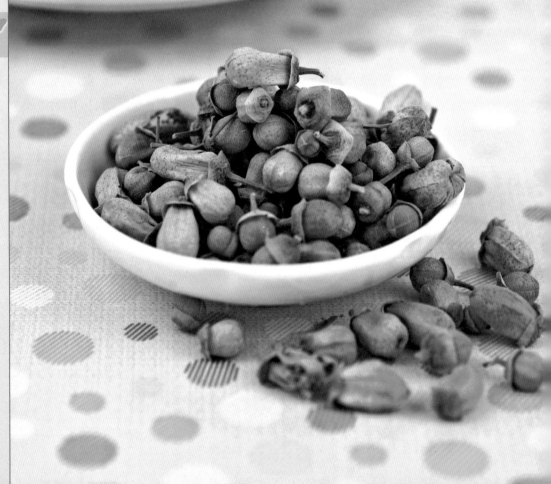

专家箴言

玳玳花有疏肝解郁、理气宽胸、和胃止呕的功效。可用于胸中痞闷、脘腹胀痛、恶心呕吐、不思饮食等症。现代研究证明，其有强心、利尿、镇静及减慢心率的功能，能降低神经系统的兴奋性，使人精神放松。

古籍说法

《中药大辞典》："疏肝，和胃，理气。治胸中痞闷，脘腹胀痛，呕吐，少食。"

药材选料

本品为芸香科植物玳玳花的花蕾。我国江苏、浙江、广东、贵州等地均有栽培，以干燥、色黄白、香气浓郁、味微苦、无破碎者为佳。市场上有不少用柚子花充当玳玳花的情况，二者外形相似，但玳玳花的花朵较小、细碎，而柚子花的花朵较大、饱满，要注意区分。

 玳玳花

 柚子花

常用搭配

玳玳花一般单用，也可与其他花草同用，如玫瑰花、茉莉花、绿萼梅、薄荷等，以增强解郁作用。

63

用法用量

可泡茶、煎汤或煮粥食用。煎服用量在1.5~2.5克。

人群宜忌

适宜人群	不宜人群
✓肝郁气滞及肝胃不和所致的心胸烦闷、脘腹胀痛者	
✓食少、恶心呕吐、食积不化者	✗孕妇
✓适合精神紧张、压力大、疲劳倦怠者放松身心	

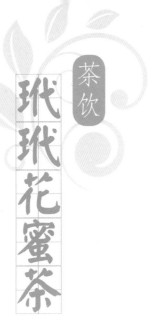

茶饮

玫玫花蜜茶

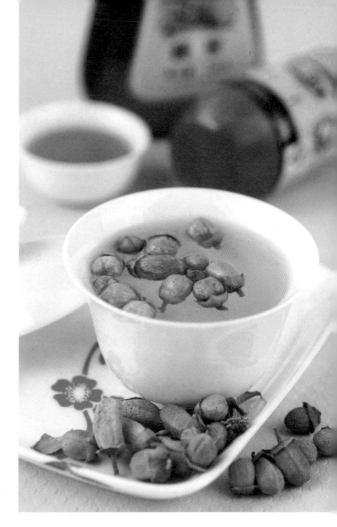

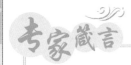

专家箴言

此茶入口清甜芳香，宽胸，和胃，止呕，常用于胸中痞闷、脘腹胀痛等肝胃失和、脾胃失调证。

宜忌

✓ 适合肝胃不和所致的胃脘痞满胀痛、胸闷不舒、食欲不振、恶心呕吐者。

✓ 精神紧张、情绪不佳、烦躁不安者宜饮用。

✓ 四季均可，春季尤宜饮用。

✗ 孕妇不宜饮用。

材料

玫玫花3克，蜂蜜适量。

做法

将玫玫花放入杯中，冲入沸水，浸泡5~10分钟后倒出，调入蜂蜜，拌匀饮用。

用法

每日可多次冲泡，代茶频饮。

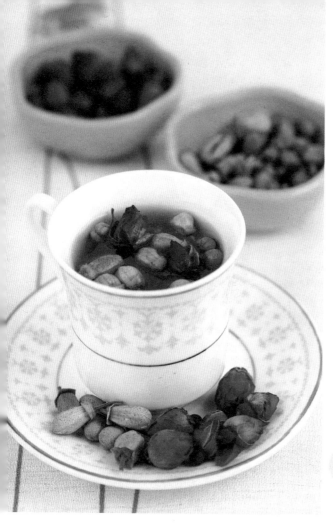

玳玳玫瑰茶

专家箴言

　　两种解郁花同用，可增强疏肝解郁、行气止痛、宽胸和胃的效果，特别适合肝郁烦闷者饮用。

材料

玳玳花、玫瑰花各3克。

做法

将玳玳花、玫瑰花放入杯中，冲入沸水，浸泡10分钟后即可倒出饮用。

用法

每日可多次冲泡，代茶频饮。

宜忌

✓ 适合肝郁气滞所致的胸胁胀痛、脾胃不调、不思饮食、恶心呕吐者。

✓ 心情烦闷、抑郁不畅、紧张不安、头痛者宜常饮。

✓ 春季饮用尤佳。

✗ 孕妇不宜饮用。

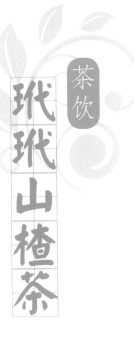

茶饮
玫玫山楂茶

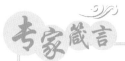
专家箴言

　　玫玫花解郁理气，山楂化食消积，同用可化解肝胃滞气，缓解胸脘胀痛，放松身心。

宜忌

✓ 适合肝胃气滞不和所致的胸胁胀痛、胃脘满闷胀痛、心情郁闷不舒、食欲不振者饮用。

✓ 脾胃不调、饮食油腻积滞不化者也宜常饮。

✓ 四季均可，春季尤宜饮用。

✗ 孕妇不宜饮用。

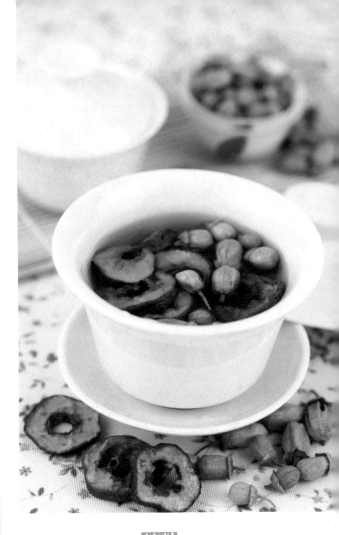

材料

玫玫花3克，山楂10克。

调料

冰糖适量。

做法

将玫玫花、山楂分别洗净，和冰糖一起放入杯中，冲入沸水，盖闷15分钟后即可饮用。

用法

每日1剂，可多次冲泡，不拘时饮用。

清肝解毒药

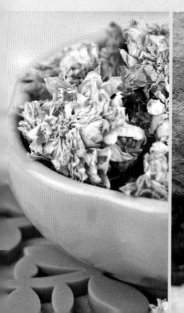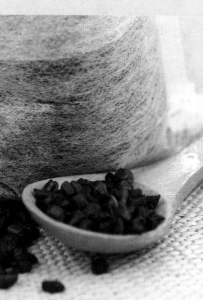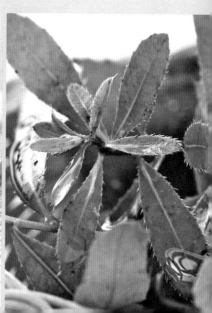

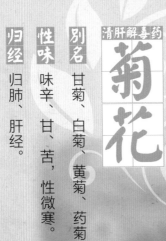

清肝解毒药

菊花

专家箴言

菊花有疏散风热、平抑肝阳、清肝明目、清热解毒的功效。可用于风热感冒、温病初起、肝阳上亢、头痛眩晕、目赤昏花、疮痈肿毒等，肝火热盛者最宜常用。

别名 甘菊、白菊、黄菊、药菊、白茶菊、怀菊、滁菊、亳菊、杭菊、贡菊。

性味 味辛、甘、苦，性微寒。

归经 归肺、肝经。

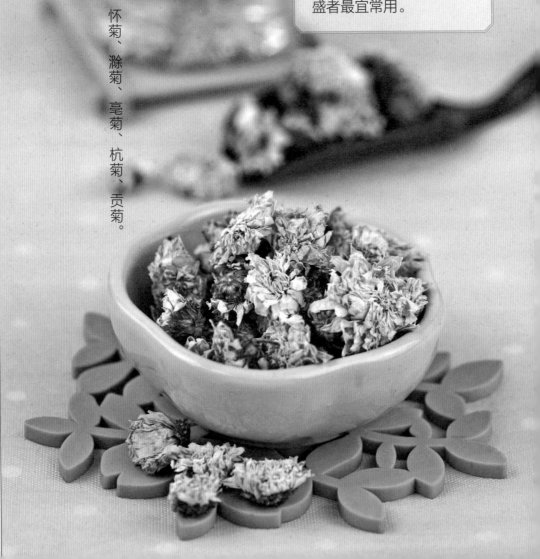

古籍说法

《本草纲目拾遗》："专入阳分。治诸风头眩，解酒毒疔肿。"
《本草正义》："凡花皆主宣扬疏泄，独菊花则摄纳下降，能平肝火，息内风，抑木气之横逆。"

药材选料

本品为菊科植物菊的干燥头状花序。秋季花盛开时采收干制而成，以花朵完整、颜色鲜艳、气清香、无杂质者为佳。按产地和加工方法的不同，分为亳菊、滁菊、贡菊、杭菊等，药用以亳菊和滁菊品质最优，杭白菊、贡菊以饮用为主。由于花的颜色不同，又有黄菊花和白菊花之分，疏散风热宜用黄菊花，清肝明目宜用白菊花。

优质白菊花：
朵较小，略带淡黄色，有淡淡的清香

劣质菊花：
用硫黄熏制的菊花，朵大色白，有淡淡的酸味

常用搭配

菊花单用即有效，也常与桑叶、薄荷、决明子、枸杞子、金银花、甘草等搭配使用，可增强清肝、解毒、明目的效果。

用法用量

生用泡茶、煎汤、煮粥或入丸、散。煎服用量在5～10克。

人群宜忌

适宜人群		不宜人群
✓肝阳上亢、头痛眩晕、目赤昏花、高血压、热盛烦躁者		✗气虚胃寒、食少泄泻者不宜多服
✓风热感冒初起，有发热、头痛、咳嗽等症状者		
✓肝火旺盛而致痤疮、目赤肿痛、咽喉肿痛等各类红肿热痛、热毒疮疡者		

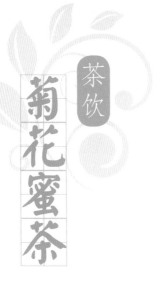

茶饮

菊花蜜茶

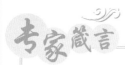

专家箴言

此茶有清热解毒、疏风散热、养肝明目、润肺通肠、醒脑爽神、降压除烦的功效。

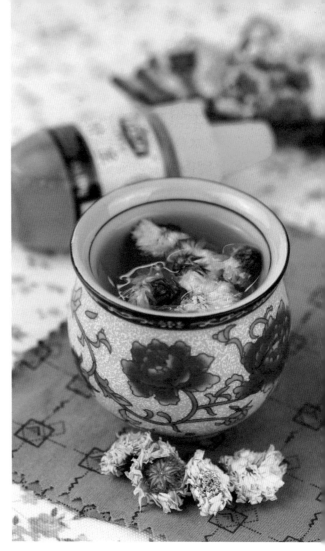

宜忌

✓ 适合肝阳上亢、肝火旺盛所致的头痛眩晕、咽喉肿痛、目赤牙肿、眼目昏花、便秘、情绪烦躁者。

✓ 四季皆宜饮，春季尤佳。

✗ 气虚胃寒、食少泄泻者不宜多服。

材料

菊花10克，蜂蜜适量。

做法

将菊花放入茶杯中，冲入沸水浸泡，待温凉后倒出，拌入蜂蜜搅匀即可饮用。

用法

每日可多次冲泡，代茶频饮。

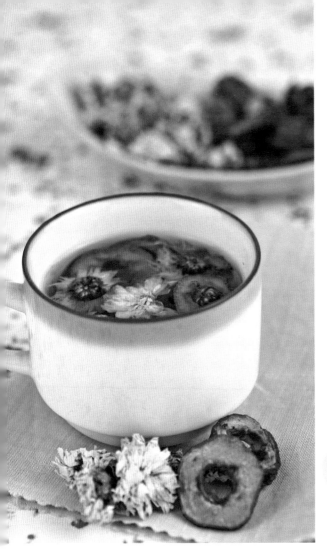

菊花山楂茶

专家箴言

此茶可清热解毒，降压降脂，健胃消食，可用于肝阳上亢所致的高血压等症。

材料

菊花5克，干山楂片10克，冰糖适量。

做法

将所有材料放入杯中，以沸水冲泡，盖闷15分钟后饮用即可。

用法

每日可多次冲泡，代茶频饮。

宜忌

✓ 适合肝阳上亢、高血压头晕目眩、头痛、眼花者。

✓ 脾胃不和、食积油腻不消化者及高血脂、肥胖者宜食用。

✓ 春季饮用尤佳。

✗ 气虚胃寒者不宜多食。

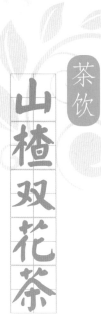

茶饮
山楂双花茶

材料

菊花、金银花各3克，山楂10克。

做法

将菊花、金银花、山楂放入盖碗中，以沸水冲泡，加盖闷15分钟后饮用。

用法

每日可多次冲泡，代茶频饮。

专家藏言

金银花、菊花均为清热解毒的良药，山楂可消食化积。三者合用，可清肝解毒，促进代谢。

宜忌

✓ 适合高血压、高血脂、饮食油腻、体形肥胖者常饮。

✓ 肝火旺盛所致眼红肿痛、皮肤痘疹疔肿、过敏、便秘者宜饮用。

✓ 春季饮用尤佳。

✗ 脾胃虚寒、泄泻者不宜饮用。

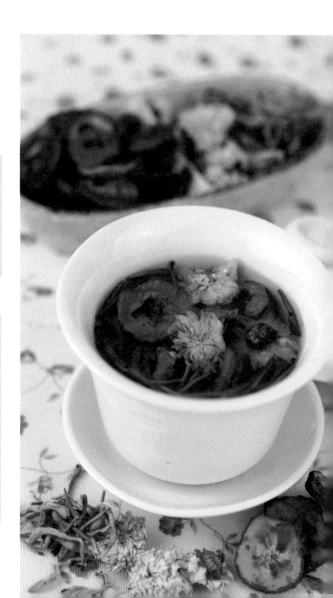

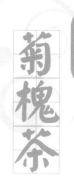

茶饮
菊槐茶

材料

菊花、槐花、绿茶各3克。

做法

将菊花、槐花、绿茶一起放入盖碗中，以沸水冲泡，加盖闷15分钟后饮用。

用法

每日可多次冲泡，代茶频饮。

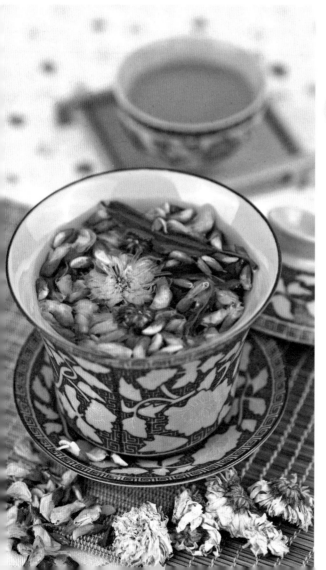

专家箴言

菊花清肝降火，槐花凉肝止血，绿茶清热解毒。此茶可平肝祛风，清肝泻火，最宜肝火旺者。

宜忌

✓ 适合肝火旺盛所致头痛、眩晕、眼花、高血压、目赤红肿、烦躁易怒者。

✓ 适合血热，有吐血、鼻出血、便血、痔疮出血等出血倾向者。

✓ 春季饮用最佳。

✗ 脾胃虚寒者不宜饮用。

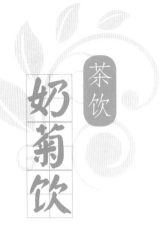

茶饮

奶菊饮

本草一味舒肝郁

74

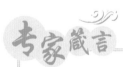

专家箴言

此饮是清利头目、提神醒脑、滋阴清热的佳品，最宜肝热火旺、阴虚内热者饮用。

宜忌

✔ 适合脑力工作者、用眼过度、头晕眼花、精神紧张亢奋、心烦易怒者。

✔ 四季皆宜，春季饮用尤佳。

✖ 脾胃虚寒者不宜凉饮。

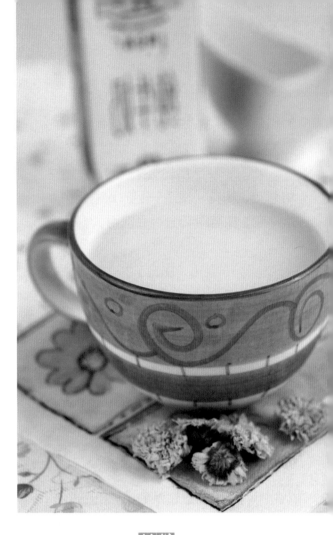

材料

杭菊5克，鲜牛奶200毫升。

调料

白糖适量。

做法

将鲜牛奶入锅，加入白糖，煮开，加入杭菊再煮开。过滤掉菊花即可饮用。

用法

可热饮，也可晾凉后放入冰箱中作冷饮。

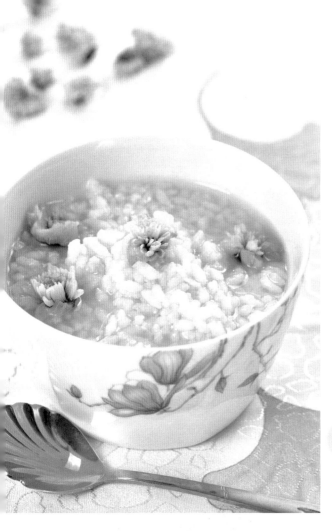

主食

菊花粥

专家箴言

此方出自《老老恒言》，有清肝、明目、疏风、降压的作用，肝阳上亢型高血压患者最宜食用。

材料

菊花5克，粳米100克。

做法

将粳米淘洗干净，放入锅中，加适量水，小火煮20分钟，加入菊花，续煮15分钟即可。

用法

每日早、晚分2次温热食用。

宜忌

- ✅ 适合肝阳上亢所致的高血压者，有目赤、头痛、眼花、眩晕等症状者最宜食用。
- ✅ 风热感冒者宜食用。
- ✅ 春季食用尤佳。

- ❌ 脾胃虚寒者不宜食用。

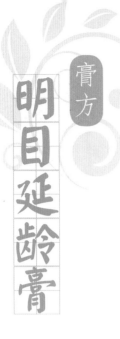

明目延龄膏

膏方

材料

霜桑叶、菊花各100克，蜂蜜适量。

做法

将霜桑叶、菊花放入锅中，加适量水，用小火煎透，过滤去渣，再煎煮浓缩药汁，调入蜂蜜收膏即成。

用法

每服10克，每日2~3次。

专家箴言

此方出自清宫医方，有清热益阴、凉肝明目的功效，老年人常服可控制血压、明目、延年益寿。

宜忌

☑ 适合肝热火旺、肝阳上扰所致的高血压、头晕目暗、目赤疼痛者，老年人尤宜服用。

☑ 风热感冒、头痛发热、咳嗽者宜用。

☑ 春季尤宜服食。

✖ 脾胃虚寒者不宜服用。

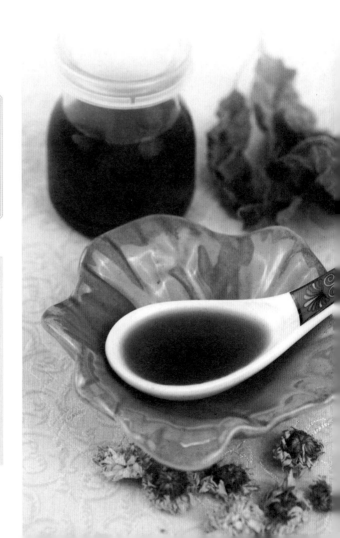

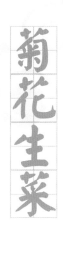

菊花生菜

材料

鲜菊花30克，生菜100克，鸡胸肉70克。

调料

酱油、豆豉酱、葱花各适量。

做法

1 生菜洗净，切丝；鲜菊花洗净择取花瓣，与生菜一起装盘；鸡胸肉剁成蓉备用。

2 炒锅倒入油烧热，下葱花炒香，放入鸡肉蓉，炒至变白色，倒入酱油、豆豉酱炒匀，制成鸡蓉酱，浇在菜上拌匀即可。

用法

随餐作凉菜食用。

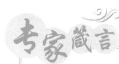

专家箴言

　　此菜可疏散风热、清肝明目、健脾益胃，适合中老年高血压者食用。

宜忌

✓ 肝阳上亢所致的高血压、头痛眩晕、目赤头痛、烦躁易怒者，中老年人最宜食用。

✓ 春、夏、秋季均宜食用。

✗ 脾胃虚寒泄泻者不宜食用。

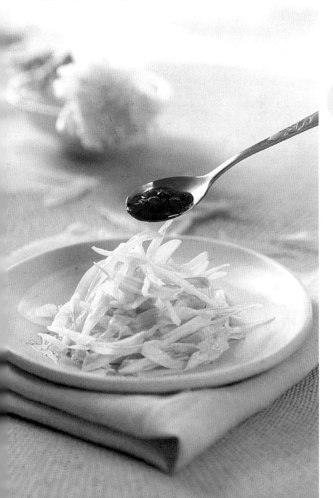

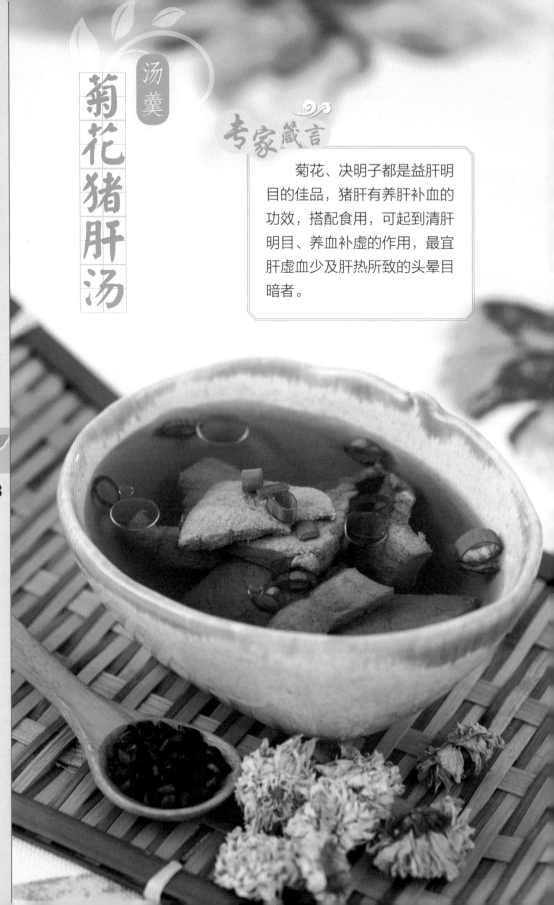

汤羹

菊花猪肝汤

专家箴言

菊花、决明子都是益肝明目的佳品，猪肝有养肝补血的功效，搭配食用，可起到清肝明目、养血补虚的作用，最宜肝虚血少及肝热所致的头晕目暗者。

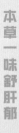

本草一味舒肝郁

78

材料

白菊花、决明子各10克，猪肝70克。

调料

香油10克，香葱末、鸡精、盐各适量。

做法

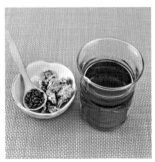
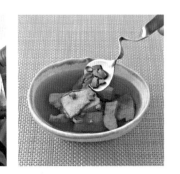

1 将决明子捣碎，与白菊花一起煎汤，滤渣后取药汁备用。

2 药汁倒入锅中，再加适量水烧开。猪肝洗净切成片，下入汤汁中汆熟，加盐、鸡精调味。

3 把煮好的汤和猪肝盛入碗中，倒入香油，撒入香葱末即可。

用法

吃肝喝汤，1日内吃完，连吃数日。

宜忌

✓ 适合肝虚血少及肝热、肝火上扰所致的头目昏花、头痛、眩晕、目赤肿痛、羞明多泪、白内障、高血压者。
✓ 春季食用尤佳。

✗ 脾胃虚寒、便溏、泄泻者不宜多吃。
✗ 血脂和胆固醇偏高者不宜多吃猪肝。

清肝解毒药

决明子

别名 草决明、假绿豆、马蹄决明。

性味 味甘、苦、咸，性微寒。

归经 归肝、肾、大肠经。

专家箴言

决明子是益肝明目的良药，既能清泻肝胆郁火而明目，又能平抑肝阳而降压止痛，还能养阴润肠而通便。常用于目赤肿痛、羞明多泪、目暗不明、头痛眩晕、肠燥便秘等症。

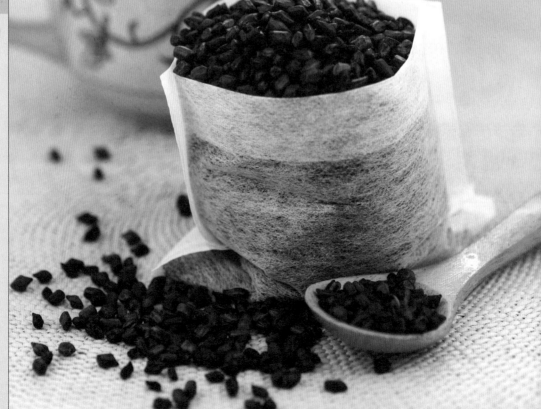

古籍说法

《神农本草经》："治青盲，目淫肤，赤白膜，眼赤痛，泪出，久服益精光。"

《日华子本草》："马蹄决明，助肝气，益精。水调末涂消肿毒……作枕胜黑豆，治头风，明目。"

药材选料

本品为豆科植物决明或小决明的干燥成熟种子。秋季采收成熟果实，晒干，打下种子、除去杂质而成。以颗粒均匀、饱满、形似马蹄、黄褐色者品质为佳。炒制过的决明子泡水效果更好，生用则以煎汤为佳，可各取所需。

 生决明子

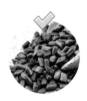 炒决明子

常用搭配

决明子常与蜂蜜、菊花、枸杞子、青葙子、生地黄、夏枯草等搭配使用，以增强清肝明目的效果。

用法用量

可泡茶、煎汤或煮粥。煎服用量在10～15克。用时需捣碎。

人群宜忌

适宜人群	不宜人群
◇ 肝火上扰或风热上壅头目所致目赤肿痛、羞明多泪者及高血压、头晕目眩者 ◇ 肝肾不足所致白内障等眼疾者 ◇ 肝炎、湿热黄疸、肝硬化腹水者 ◇ 大便燥结、习惯性便秘者	✖ 由于其泻下作用明显，所以，气虚便溏者不宜食用

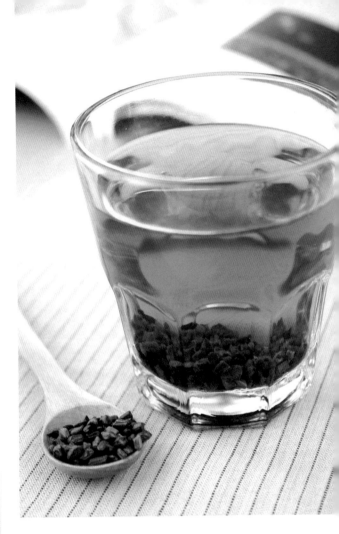

茶饮

决明蜂蜜茶

本草一味舒肝郁

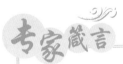

82

专家藏言

此茶可泻肝火、明目、解毒，用于肝阳上亢所致的头晕、头痛、眼目昏花，并有缓泻通便的作用。

宜忌

✓ 适合肝阳上扰头目引起头痛、头晕目眩、烦躁易怒、睡眠不安者。

✓ 便秘者饮用有很强的通便效果。

✓ 四季皆可，春季尤宜饮用。

✗ 气虚便溏、泄泻者不宜饮用。

材料

决明子10克，蜂蜜适量。

做法

将决明子捣碎，放入茶杯中，冲入沸水，闷泡15分钟后倒出，稍晾后调入蜂蜜拌匀即可饮用。

用法

每日可冲泡2~3次。

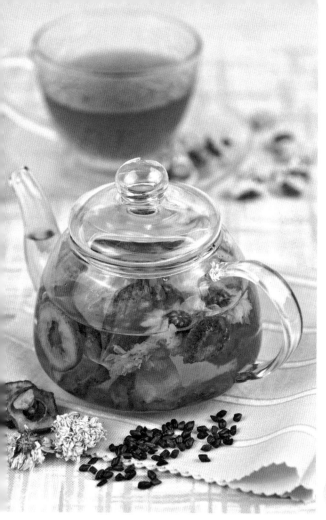

菊楂决明茶

材料

决明子、山楂片各15克，菊花5克。

调料

冰糖适量。

做法

决明子捣碎装入茶包中，与菊花、山楂、冰糖一起放入茶壶，冲入沸水，加盖闷泡15分钟后即可饮用。

用法

每日1剂，可多次冲泡，代茶频饮。

专家箴言

此茶有疏风解毒、清肝降火、排毒通肠、降压降脂的功效。

宜忌

✓ 适合肝阳上亢所致的高血压、眩晕头痛、目赤眼花、大便秘结以及高血脂、冠心病、肥胖者。

✓ 春季饮用尤佳。

✗ 脾胃虚寒、便溏、泄泻者不宜饮用。

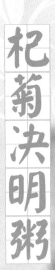

杞菊决明粥

专家箴言

决明子清肝明目，白菊花疏风散热，枸杞子益精滋阴，搭配食用，可起到平抑肝阳、滋养肝阴、散热止痛、养护视力的作用，对肝阳上亢、外感风热或肝血亏虚等引起的头痛、高血压及各类眼疾均有食疗效果。

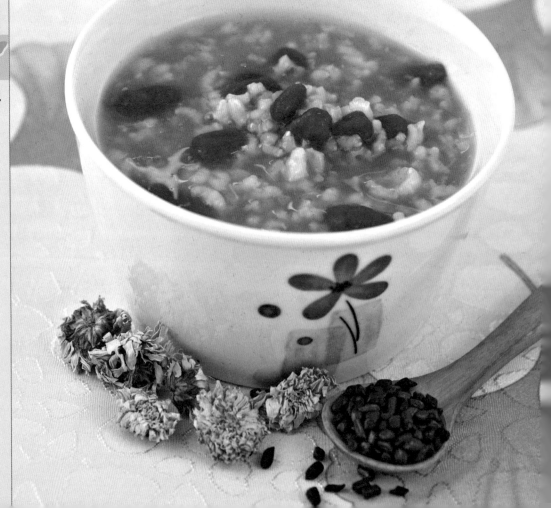

材料	调料
决明子10克，白菊花、枸杞子各8克，粳米100克。	冰糖适量。

做法

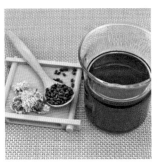 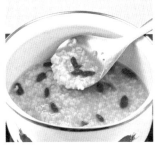 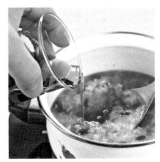

1 将决明子捣碎，与白菊花一起放入锅中，加水煎煮20分钟，滤渣留汤。

2 粳米淘洗干净，倒入锅中，加适量水，大火烧开，放入枸杞子，改小火煮至粥将成。

3 倒入煎好的汤汁，加入冰糖，再略煮一会儿即可。

85

用法

每日早、晚食用。

宜忌

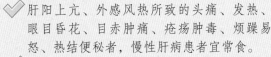

✓ 肝阳上亢、外感风热所致的头痛、发热、眼目昏花、目赤肿痛、疮疡肿毒、烦躁易怒、热结便秘者，慢性肝病患者宜常食。

✓ 肝血亏虚的头痛眩晕及有白内障、视力下降等目疾者。

✓ 春季饮用尤佳。

✗ 脾胃虚寒、便溏、泄泻者不宜食用。

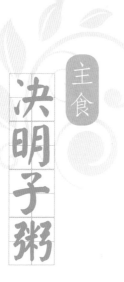

决明子粥

材料

炒决明子10克，粳米100克。

调料

冰糖适量。

做法

1 将炒决明子捣碎，加水煎煮20分钟，滤渣留汤。

2 倒入淘洗好的粳米，补足水分，煮成粥，粥将成时加入冰糖，稍煮即可。

用法

每日早、晚分2次温热食用，连食5~7天。

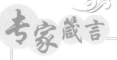

专家箴言

此粥可泻肝火，解肝毒，通肠道，明目视，并对慢性肝炎及早期肝硬化有一定的防治作用。

宜忌

✓ 适合肝火盛所致的眼目红肿、头痛头晕、痘疮等红肿热痛者。

✓ 高血压、习惯性便秘、慢性肝病患者宜食用。

✓ 春季食用尤佳。

✗ 气虚便溏、泄泻者不宜食用。

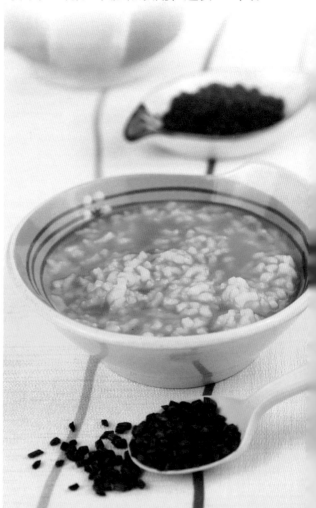

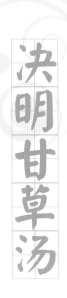

汤羹

决明甘草汤

材料

决明子10克，甘草5克。

做法

先将决明子捣碎，与甘草一起放入锅中，加300毫升水，煎煮至剩下150毫升，过滤掉药渣，取汁饮用。

用法

每日分2次饮用。

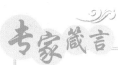

专家箴言

甘草可清热解毒，搭配清肝泻火的决明子，可用于热毒疮疡等各种红肿热痛。

宜忌

✓ 适合背疮初起、热毒痘疹、目赤红肿、咽喉肿痛、头痛眩晕、热结便秘者。

✓ 春季饮用尤佳。

✗ 气虚便溏、泄泻者不宜饮用。

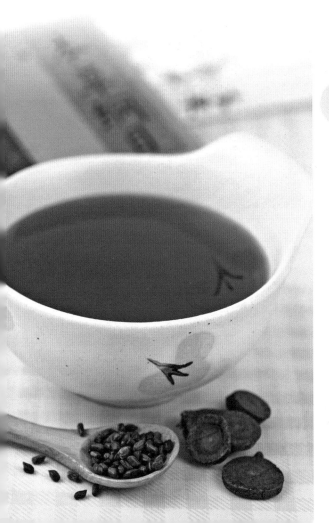

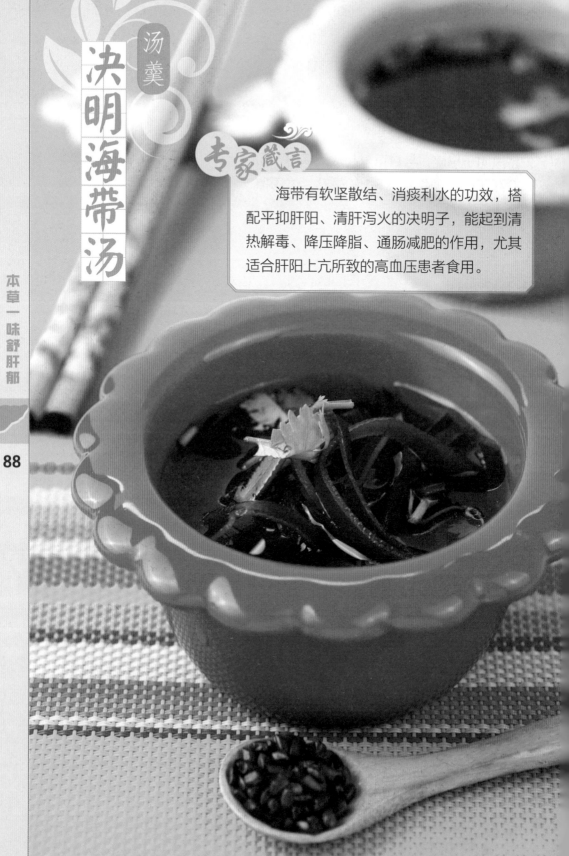

汤羹

决明海带汤

专家箴言

海带有软坚散结、消痰利水的功效，搭配平抑肝阳、清肝泻火的决明子，能起到清热解毒、降压降脂、通肠减肥的作用，尤其适合肝阳上亢所致的高血压患者食用。

材料

决明子10克，鲜海带50克。

调料

香菜段少许，盐、胡椒粉、香油各适量。

做法

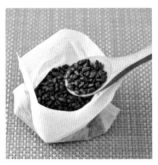 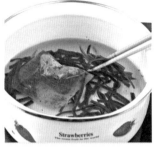 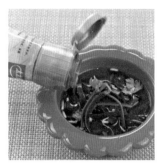

1 将决明子捣碎，装入调料袋中，封好口。

2 海带洗净，切丝后与调料袋一起放入锅中，加适量水，煮20分钟。

3 除去调料袋，将海带连汤盛入碗中，加入盐、胡椒粉、香菜段，淋香油即可。

用法

每日分2次服用，吃海带，喝汤。连服数日。

宜忌

✓ 适合肝阳上亢的高血压者，有头痛、偏头痛、眼目昏花、心烦易怒、失眠多梦、面红口苦等症状者最宜食用。

✓ 血脂偏高、体形肥胖、热结便秘、习惯性便秘、疮疡肿毒者宜食用。

✓ 春、夏季均宜食用。

✗ 此汤缓泻作用强，脾胃虚寒、便溏、泄泻者及孕妇均不宜食用。

清肝解毒药

天麻

别名 明天麻、赤箭、定风草、白龙皮。

性味 味甘、辛，性平。

归经 归肝经。

专家箴言

天麻有息风止痉、平抑肝阳、祛风通络的功效，为治眩晕头痛的要药，对肝阳上亢引起的眩晕、头痛、偏头痛等均有效，现代也常用于高血压、中风等病的防治。

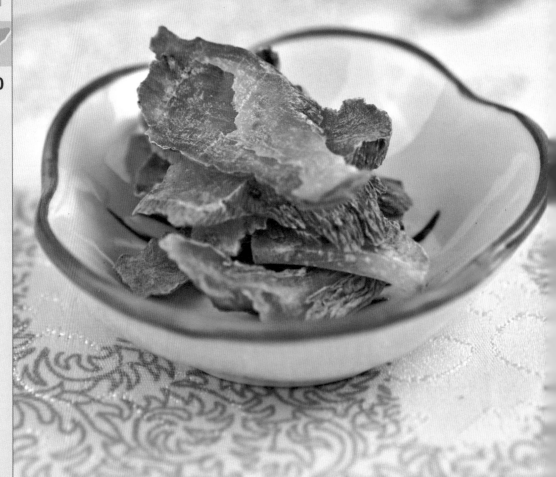

古籍说法

《本草汇言》："主头风，头痛，头晕虚旋，癫痫强痉，四肢挛急，语言不顺，一切中风，风痰。"

《开宝本草》："主诸风湿痹，四肢拘挛，小儿风痫、惊气，利腰膝，强筋力。"

药材选料

本品为兰科植物天麻的干燥块茎。以质地坚实、沉重、有鹦哥嘴、断面明亮、无空心者（冬麻）为佳，色灰褐、外皮未去净、体轻、断面中空者为次。冬季茎枯时采挖者名"冬麻"，质量优良；春季发芽时采挖者名"春麻"，质量较差。

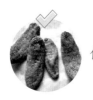 优质天麻　　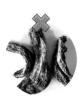 劣质天麻

常用搭配

天麻可单用，用于肝阳上亢时，常与钩藤、川芎、石决明等合用。药膳中常搭配鱼头食用，可增强止眩晕头痛的效果。

用法用量

可研末冲服、煎汤或入丸、散。煎服用量在3～10克。研末冲服，每次1～1.5克。

人群宜忌

适宜人群	不宜人群
✓ 肝阳上亢所致的眩晕、头痛、偏头痛、高血压头晕、眼黑欲倒者	✗ 气血虚甚者
✓ 中风、肢体麻木、手足不遂、筋骨疼痛、风湿痹痛、言语不清者	
✓ 肝风内动、惊痫抽搐（小儿惊痫）者	

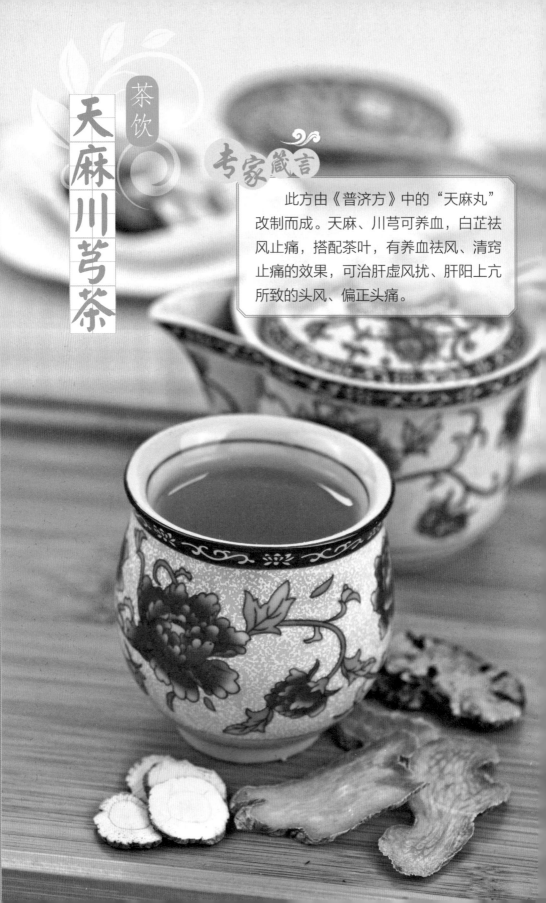

茶饮

天麻川芎茶

专家箴言

此方由《普济方》中的"天麻丸"改制而成。天麻、川芎可养血，白芷祛风止痛，搭配茶叶，有养血祛风、清窍止痛的效果，可治肝虚风扰、肝阳上亢所致的头风、偏正头痛。

材料

天麻5克，川芎10克，白芷3克，绿茶（以清明、谷雨前采摘的"两前茶"为最佳）3克。

做法

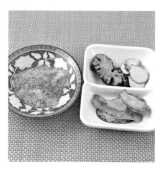 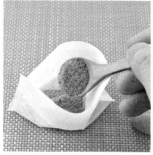 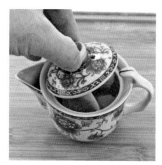

1 将川芎、天麻、白芷分别研为细末，混合均匀。

2 将混合粉盛入茶袋中，封好口。

3 将茶袋与绿茶一起放入茶壶中，冲入沸水，闷泡15分钟即可饮用。

用法

每日可多次冲泡，代茶饮用。头痛发作时饮用此茶效果最好，适当加酒饮服亦可。

宜忌

☑ 适合肝虚风扰所致头风作痛者，如有偏正头痛、风热头痛、头晕欲倒、项急、肩背拘挛、神昏多睡、肢节烦痛者皆宜饮用。

☑ 高血压、冠心病患者宜饮用。

☑ 春季饮用尤佳。

✖ 气血极虚弱者慎服。

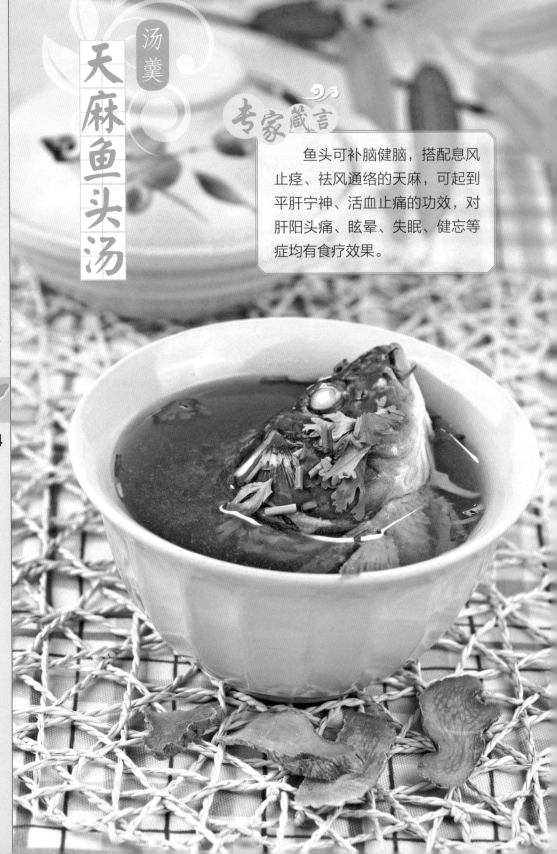

汤羹

天麻鱼头汤

专家箴言

鱼头可补脑健脑，搭配息风止痉、祛风通络的天麻，可起到平肝宁神、活血止痛的功效，对肝阳头痛、眩晕、失眠、健忘等症均有食疗效果。

本草一味舒肝郁

94

材料

天麻10克，鲤鱼头1个（约150克）。

调料

香菜末少许，料酒15克，盐、胡椒粉各适量。

做法

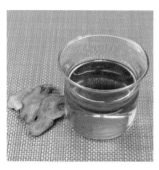 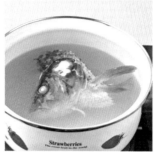 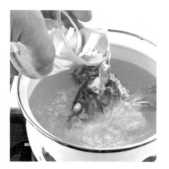

1 先将天麻加水煎汤汁，过滤取汁备用。

2 鱼头洗净，用开水焯烫一下，与天麻同入锅，加适量水和料酒，小火煮20分钟。

3 倒入煎好的汤汁，加盐、胡椒粉调味，略煮后盛入汤碗，撒上香菜末即可。

95

用法

随餐食用，吃鱼头，喝汤。

宜忌

✓ 适合肝阳上亢所致的头痛、偏头痛、眩晕、失眠、健忘者，风热头痛、精神紧张头痛、烦躁、用脑过度者均宜食用。

✓ 高血压、冠心病患者食用可有效扩张血管，缓解不适。

✓ 春季食用尤佳。

✗ 气血极虚弱者慎服。

清肝解毒药

夏枯草

别名 棒槌草、铁色草、大头花、夏枯头。

性味 味辛、苦，性寒。

归经 归肝、胆经。

专家箴言

夏枯草为清肝火、散郁结的要药，有清热泻火、明目、散结消肿的功效，善泻肝火以明目，主治肝经病。常用于目赤肿痛、头痛眩晕及因肝热所致的高血压、乳痈肿痛、淋巴结肿大、甲状腺肿大等。

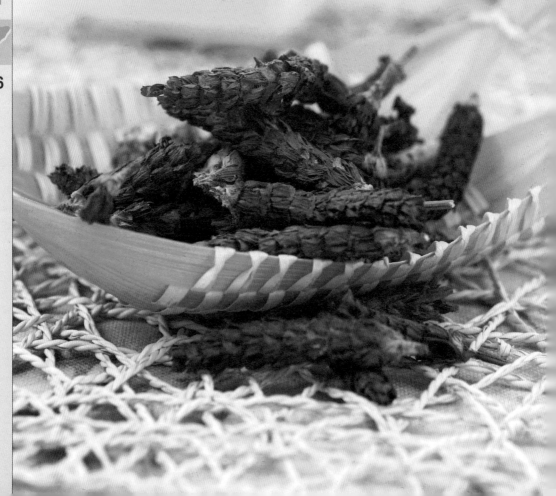

古籍说法

《神农本草经》："主寒热、瘰疬、鼠瘘、头疮，破癥。散瘿结气，脚肿湿痹。"

《滇南本草》："入肝经，祛肝风，行经络。治口眼㖞斜，止筋骨疼，舒肝气，开肝郁。治目珠胀痛，消散瘰疬，周身结核，手足、周身节骨酸疼。"

药材选料

本品为唇形科植物夏枯草的干燥果穗。以色紫褐、穗大、体轻质脆、微有清香气者为佳。"白毛夏枯草"与夏枯草虽然名称相似，但不是同种植物，功效不同，注意不要用错。

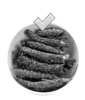 夏枯草

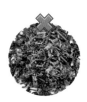 白毛夏枯草

常用搭配

夏枯草常配桑叶、菊花、决明子、枸杞子等同用，可治头晕眼痛，与海带、蒲公英、金银花等搭配，可消热毒痈肿。

用法用量

可煎汤或熬膏服用。煎服用量在10～15克。

人群宜忌

适宜人群	不宜人群
✓ 肝火上炎所致的目赤肿痛、头痛眩晕、目珠夜痛、高血压头晕者 ✓ 肝郁化火、痰火凝聚所致的淋巴结肿大、甲状腺肿大、肝炎者 ✓ 肝郁气滞血瘀所致的乳腺增生、肿瘤、热毒疮疡者	✗ 夏枯草性寒，脾胃寒弱、气虚者慎用

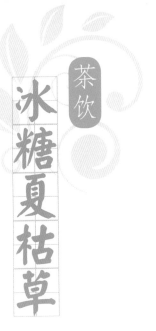

茶饮

冰糖夏枯草

本草一味舒肝郁

98

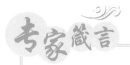

专家箴言

　　此方出自《闽东本草》，有清火明目、散结消肿的功效，用于肝热所致高血压、风火眼疾等。

宜忌

✓ 适合肝热头痛眩晕、高血压、目赤肿痛、目珠夜痛、咽喉肿痛、乳腺肿痛、淋巴结肿大、甲状腺肿大、皮肤毒疮者。

✓ 春、夏季饮用尤佳。

✖ 脾胃寒弱、气虚者不宜饮用。

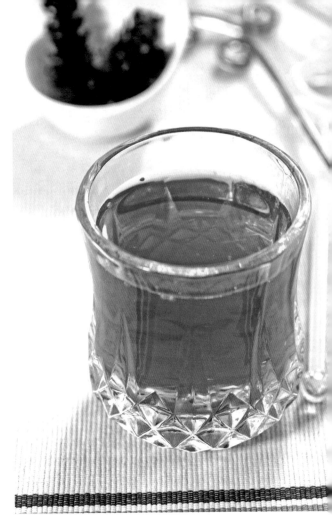

材料

夏枯草10克，冰糖15克。

做法

将夏枯草放入锅中，加适量水，小火煎煮15分钟，再加入冰糖，续煮5分钟即可，滤渣取汁饮用。

用法

每日1剂，可分数次饮服。

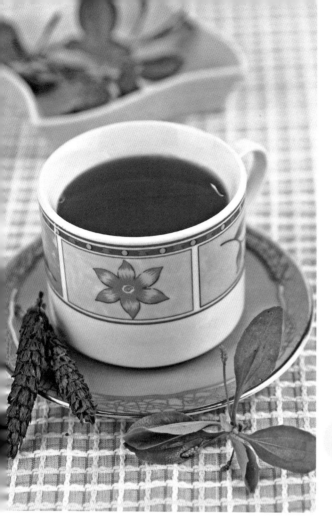

夏枯草茶

专家箴言

车前草清热利尿，搭配夏枯草可起到清利头目、利水降压的功效，可作为高血压患者的日常饮品。

材料

夏枯草10克，车前草6克，冰糖适量。

做法

将夏枯草、车前草和冰糖放入茶壶中，用沸水冲泡，15分钟后即可饮用。

用法

每日1剂，可多次冲泡，代茶饮用。

宜忌

✓ 适合肝热火旺所致的高血压患者，有头晕目眩、头痛、目赤肿痛等症状者最宜。

✓ 春季饮用尤佳。

✗ 脾胃寒弱、气虚者不宜饮用。

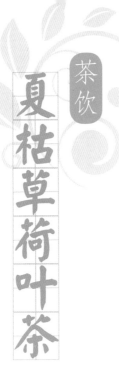

茶饮

夏枯草荷叶茶

本草一味舒肝郁

100

材料

夏枯草10克，干荷叶12克（或新鲜荷叶半张）。

做法

将夏枯草、荷叶一起放入锅中，加适量水，煎汤，去渣取药汁饮用。

用法

每日1剂，可分数次饮用。

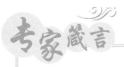

专家箴言

荷叶清热祛湿，搭配清肝火、散郁结的夏枯草，可起到清头目风热、止眩晕头痛的作用。

宜忌

✓ 适合风热及肝热头痛胀闷、眩晕者，暑热头痛烦闷、中暑者也适合饮用。

✓ 春、夏季饮用尤佳。

✗ 脾胃寒弱、气虚、泄泻者不宜饮用。

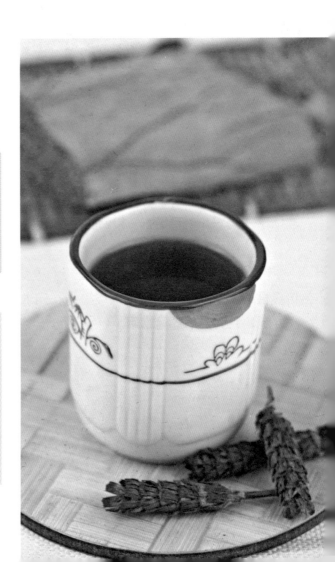

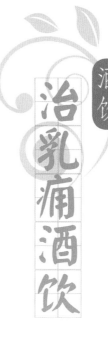

酒饮

治乳痈酒饮

材料

夏枯草、蒲公英各50克，黄酒（米酒）500毫升。

做法

将夏枯草、蒲公英一起放入砂锅中，加入黄酒，文火煎煮15分钟，滤渣取药酒，装瓶密封保存。

用法

每日2次，每次饮20毫升。

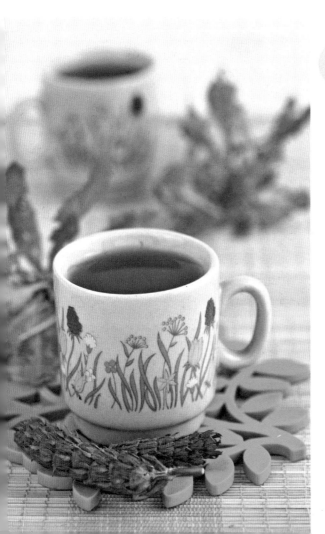

专家箴言

此方出自《本草汇言》，可清热解毒，消肿散结，尤善治乳痈初起、结块肿胀疼痛。

宜忌

✓ 适合肝郁气滞热蕴所致的乳房结块、肿胀疼痛甚则流脓、伴有全身发热者（多为急性乳腺炎）。

✓ 乳腺增生胀痛、有良性或恶性囊肿者也宜常饮。

✓ 四季皆可，春季尤宜。

✗ 脾胃寒弱、气虚者不宜饮用。

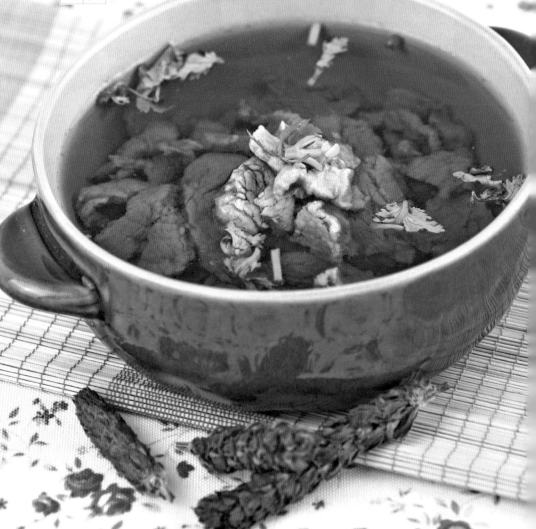

汤羹

夏枯草猪肉汤

专家箴言

　　夏枯草可清肝火，散郁结，猪肉滋阴养血。此汤有补肝养血、清肝降火的功效，可用于肝血亏虚、阴虚火旺、肝火上炎所致的高血压头痛、眩晕、目赤等症。

材料

夏枯草15克，猪瘦肉70克。

调料

香菜段少许，料酒、酱油各10克，淀粉、盐各适量。

做法

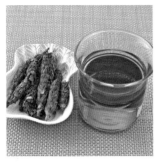 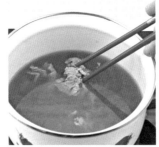 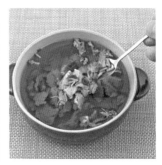

1 夏枯草加水煎煮20分钟，滤渣取汤汁后，将药汁重新倒入锅中。

2 猪瘦肉切片，用料酒、酱油和淀粉上浆，下入煮沸的汤锅汆熟，加盐调味。

3 猪肉和汤汁一起盛入汤碗，撒上香菜段即可。

用法

每日分2次食用，吃肉喝汤。连食数日。

宜忌

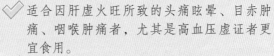

✓ 适合因肝虚火旺所致的头痛眩晕、目赤肿痛、咽喉肿痛者，尤其是高血压虚证者更宜食用。

✓ 春、夏季食用尤佳。

✗ 脾胃寒弱、气虚者不宜多吃。

清肝解毒药

蒲公英

别名 黄花地丁、婆婆丁、乳汁草。

性味 味苦、甘，性寒。

归经 归肝、胃经。

专家箴言

蒲公英有清热解毒、消肿散结、利湿通淋的功效，为清热解毒、消痈散结的佳品，主治内外热毒疮痈诸症，兼能疏郁通乳，因此，又是治疗肝郁、乳痈的要药，亦有疏郁作用。此外，还常用于湿热黄疸、目赤肿痛等症，有抗病毒、抗感染的作用，有"天然抗生素"之称。

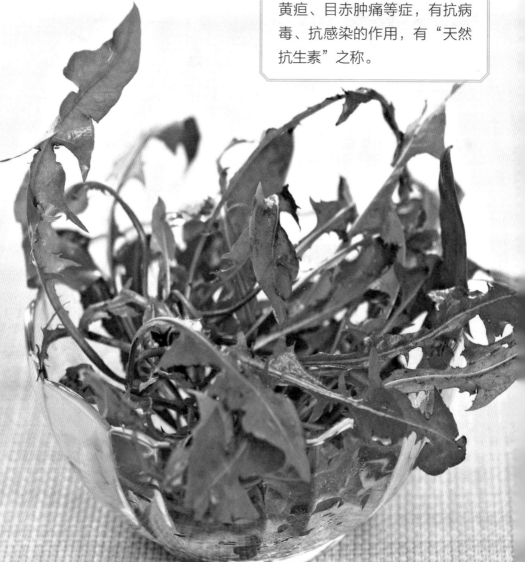

古籍说法

《新修本草》："主妇人乳痈肿。"

《本草备要》："专治痈肿、疔毒，亦为通淋妙品。"

药材选料

本品为菊科植物蒲公英、碱地蒲公英或同属数种植物的干燥全草。鲜用或生用均可，以叶多、色灰绿、根完整、无杂质者为佳。

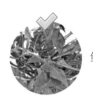 鲜蒲公英

 干蒲公英

常用搭配

蒲公英可单用，或与金银花、瓜蒌、野菊花、鱼腥草等同用，可增强清热解毒的效果，与茵陈、栀子等同用，可增强利湿通淋效果，可用于湿热黄疸。

用法用量

可泡茶、煎汤、煮粥或入丸、散。煎服用量在10~15克。外用鲜品适量捣敷或煎汤熏洗患处，解毒消肿效果也很好。

人群宜忌

适宜人群	不宜人群
✓ 肝郁化火、热毒壅盛所致的乳痈肿痛、乳腺炎、疔毒肿痛者 ✓ 适合急性黄疸型肝炎、胆囊炎、泌尿系结石、尿路感染、盆腔炎、胃炎等多种感染者 ✓ 咽喉肿痛、目赤肿痛、扁桃体炎、急性支气管炎者	✗ 蒲公英为苦寒药，用量过大可致缓泻，脾胃虚寒、便溏腹泻者不宜多食

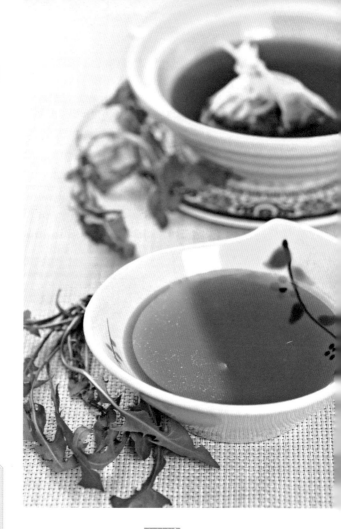

茶饮 蒲公英饮

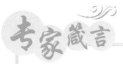

专家箴言

此饮可清热解毒，消肿散结，利湿通淋，尤善解肝胆湿热毒火，对黄疸肝炎、胆囊炎有疗效。

宜忌

✓ 适合湿热黄疸、胆囊炎、尿路感染者。

✓ 乳房肿痛、目赤红肿、皮肤热毒疮痈者宜饮用。

✓ 春、夏季饮用尤佳。

✗ 脾胃虚寒、便溏、腹泻者不宜饮用。

材料

蒲公英15克（或鲜品30克）。

做法

将蒲公英洗净，放入锅中，加适量水，小火煎煮15分钟，过滤去渣，取汁饮用。

用法

每日1剂，可分次饮服。

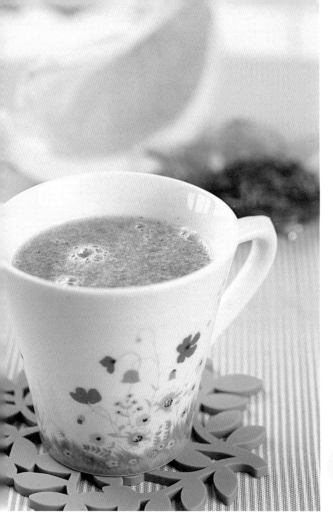

蒲公英柚子饮

材料

柚子肉70克，鲜蒲公英20克。

做法

鲜蒲公英择洗干净，焯熟，切碎，放入果蔬加工机，再放入柚子肉，加适量水，搅打成汁即可。

用法

每日2次，在两餐之间饮用。

专家箴言

柚子可理气化痰，降血压，搭配清热解毒的蒲公英，最宜肝火盛、湿毒重的高血压患者饮用。

宜忌

✓ 适合肝热火旺、湿毒内蕴所致的高血压、目赤肿痛、咽喉肿痛、扁桃体炎、支气管炎等患者。

✓ 春、夏季饮用尤佳。

✗ 脾胃虚寒、便溏、腹泻者及低血压者不宜饮用。

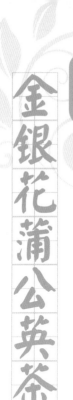

茶饮

金银花蒲公英茶

材料

金银花10克，蒲公英5克。

做法

金银花、蒲公英装入茶袋，置于茶壶中，冲入沸水，浸泡15分钟即可。

用法

每日1剂，可多次冲泡，代茶频饮。也可将此汁直接外用，滴入眼内，可治目赤红肿。

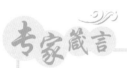

专家箴言

此茶清热解毒效力强，最善治肝热毒火所致的各种炎症，可有效缓解红肿热痛。

宜忌

✓ 适合肝热毒火所致目赤红肿、咽喉肿痛、痤疮疔肿、湿毒疮疹、化脓感染者。

✓ 乳腺炎、小儿湿疹者可用此汁外洗患处，急性结膜炎者可用此汁外用滴眼。

✓ 春、夏季尤宜饮用。

✗ 脾胃寒弱、便溏腹泻者不宜内服。

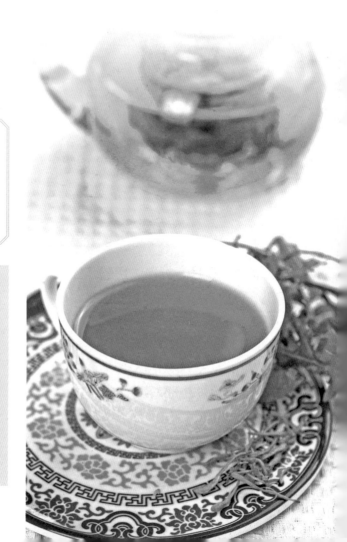

萝卜蒲公英汤

材料

蒲公英15克，白萝卜100克。

调料

盐、鸡精各适量。

做法

1 白萝卜去皮，洗净，切片。

2 砂锅中放入蒲公英，加适量水，煮20分钟，滤渣留汤，倒入白萝卜片，续煮10分钟，加盐、鸡精调味即可。

用法

每日睡前饮服，吃萝卜，喝汤。

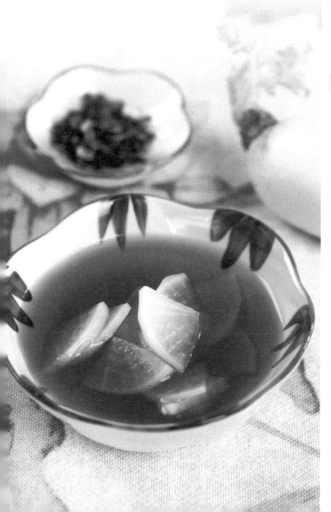

专家箴言

萝卜顺气化痰，清热生津，与蒲公英合用，可清热解毒，泻火下气。

宜忌

✓ 适合气胀食滞、热结便秘、目赤咽肿、热淋涩痛、胸胁气痛、乳痈胀痛者。

✓ 高血压、高血脂、高血糖、腹部肥胖者宜常食。

✓ 春、夏季饮用尤佳。

✗ 脾胃寒弱、便溏、泄泻者不宜多食。

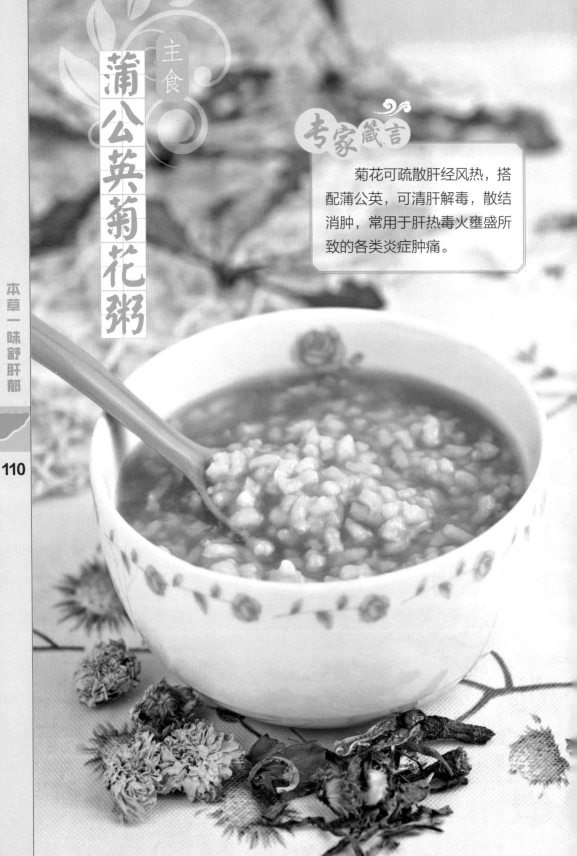

主食

蒲公英菊花粥

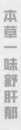

专家箴言

菊花可疏散肝经风热，搭配蒲公英，可清肝解毒，散结消肿，常用于肝热毒火壅盛所致的各类炎症肿痛。

材料

蒲公英、菊花各10克，粳米100克。

调料

冰糖适量。

做法

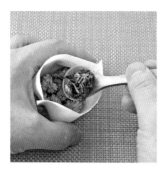

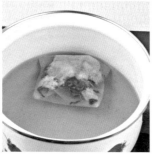

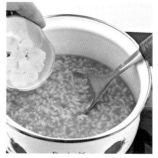

1 蒲公英、菊花装入调料袋中，封好口。

2 砂锅中放入调料袋和适量水，小火煎煮20分钟，取出调料袋。

3 放入淘洗干净的粳米煮至粥稠，再放入冰糖，略煮即可。

用法

每日早、晚分2次食用。

宜忌

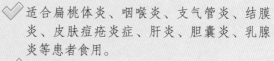

✓ 适合扁桃体炎、咽喉炎、支气管炎、结膜炎、皮肤痘疮炎症、肝炎、胆囊炎、乳腺炎等患者食用。

✓ 肝火旺盛、风热感冒、热结便秘者宜食。

✓ 春、夏季食用尤佳。

✗ 脾胃寒弱、便溏、泄泻者不宜食用。

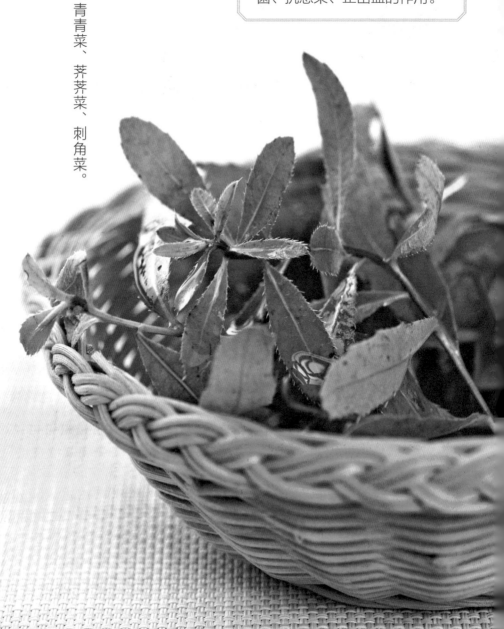

清肝解毒药

小蓟

别名 刺儿菜、刺菜、曲曲菜、青青菜、荠荠菜、刺角菜。

性味 味甘、苦，性凉。

归经 归肝、脾经。

专家箴言

小蓟有凉血止血、散瘀解毒、消痈的功效。常用于热毒疮疡初起的红肿热痛诸症及各类血热出血证，可起到消炎抑菌、抗感染、止出血的作用。

本草一味舒肝郁

112

古籍说法

《日华子本草》："小蓟根凉，无毒，治热毒风并胸膈烦闷，开胃下食，退热，补虚损。苗，去烦热，生研汁服。"
《本草纲目拾遗》："清火、疏风、豁痰，解一切疔疮痈疽肿毒。"

药材选料

本品为菊科植物刺儿菜或刻叶刺儿菜的地上部分或根。夏、秋季花期采集。除去杂质，晒干，生用或炒炭用。以色绿、叶多者为佳。

 鲜小蓟

 干小蓟

常用搭配

小蓟单用即有效，也可与大蓟、侧柏叶、白茅根等其他药材合用，以增强清热解毒、散瘀消肿及止血的效果。

用法用量

可煎服、捣汁或研末服用。煎服用量在10～15克，鲜品可加倍。可将鲜品捣烂涂敷或煎水洗患处，外用效果很好。

人群宜忌

适宜人群	不宜人群
✓ 热毒疮疡初起肿痛者	✗ 脾胃虚寒而无瘀滞者
✓ 血热妄行所致吐血、鼻出血、尿血、便血、子宫出血等出血证者	✗ 气虚、血虚者
✓ 高血压、传染性肝炎、肾炎、外伤感染者	✗ 有收缩子宫作用，孕妇不宜服用

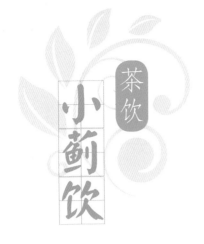

茶饮

小蓟饮

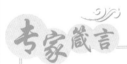

专家箴言

此方出自《圣济总录》，可凉血止血，解毒消炎，尤其对毒疮初起、传染性肝炎、崩漏等有效。

宜忌

✓ 适合热毒疮疡初起肿痛者内服兼外用，妇人阴痒者每日用此汤外洗3遍有效。

✓ 传染性肝炎、功能失调性子宫出血者内服有效。

✓ 春、夏季饮用尤佳。

✗ 脾胃寒弱、气血虚弱者及孕妇皆不宜饮用。

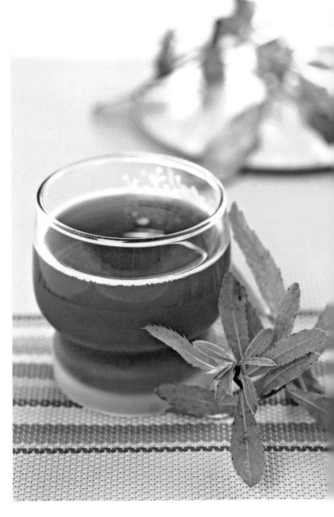

材料

鲜小蓟50克。

做法

将鲜小蓟洗净，放入锅中，加适量水煎煮，过滤去渣后，取汁饮用。

用法

每日1剂，分2次饮服。除内服外，此汁也可外用，擦洗炎症部位，对抗菌消炎有效果。

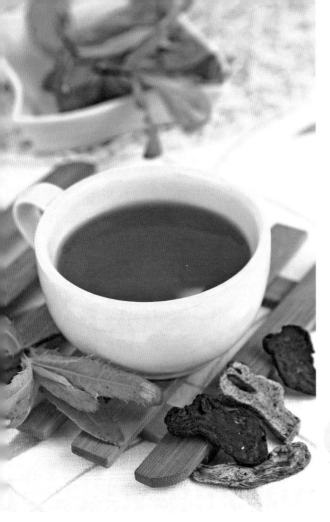

小蓟止崩方

专家箴言

此方出自《备急千金要方》，可清热止血，散瘀消肿，用于各种出血症、高血压、黄疸肝炎等，尤善治子宫出血（崩漏）。

材料

鲜小蓟50克，生地黄10克，白术6克。

做法

将鲜小蓟洗净，与生地黄、白术一起放入锅中，加500毫升水，煎煮至水剩下250毫升，过滤去渣后，取汁饮用。

用法

每日1剂，分2次温热饮服。

宜忌

✓ 适合子宫出血（崩漏）者食用，其他出血证亦可改善。

✓ 黄疸肝炎、高血压患者宜饮用。

✓ 春季饮用尤佳。

✗ 脾胃寒弱、气血虚弱者及孕妇皆不宜饮用。

清肝解毒药

马齿苋

别名 马齿菜、马苋菜、猪母菜、五行草、安乐菜。

性味 味酸，性寒。

归经 归胃、大肠经。

专家箴言

马齿苋有清热解毒、凉血止血、止痢的功效。常用于血热毒盛、痈肿疮疡、丹毒肿痛等，对于热毒血痢、便血等也有一定的疗效，是抗感染、消炎症、止出血的良药。

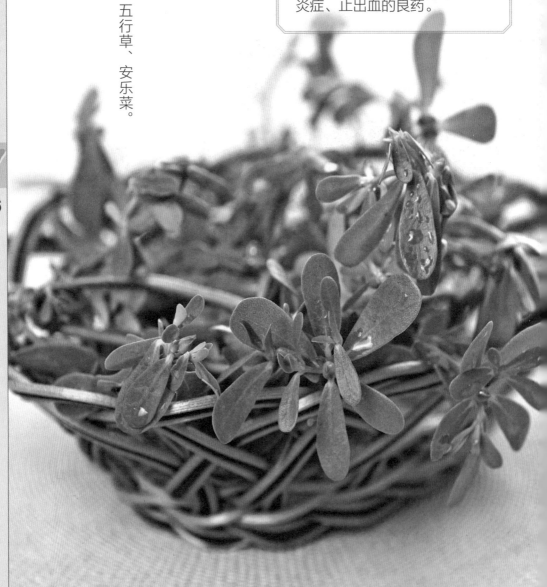

古籍说法

《本草纲目》："散血消肿，利肠滑胎，解毒通淋。"
《医学入门》："马齿苋味酸大寒，散血凉肝退翳漫，止渴利便攻赤痢，风热痈疮捣汁餐。"

药材选料

本品为马齿苋科植物马齿苋的干燥地上部分。夏、秋二季采收，除去杂质鲜用；或略蒸或烫后晒干后，切段入药。以株小、质嫩、整齐少碎、叶多、青绿色、无杂质者为佳。

 鲜马齿苋　　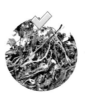 干马齿苋

常用搭配

马齿苋单用即有效，也常与蒲公英等其他清热解毒药同用。

用法用量

可煎汤内服或煮粥。煎服用量在10～15克，鲜品用量可达30~60克。鲜品可捣烂外敷于患处，解毒消肿的效果很好。

人群宜忌

适宜人群	不宜人群
✓ 血热毒盛所致的乳腺炎、疖肿、足癣、湿疹、带状疱疹及各种化脓性皮肤病患者	✗ 脾胃虚寒、肠滑作泄者忌内服
✓ 湿热所致的细菌性痢疾、急性胃肠炎、腹泻者	✗ 马齿苋可收缩子宫，有堕胎作用，孕妇禁内服
✓ 血热妄行、尿血、便血、痔疮出血、湿热淋证、带下者	

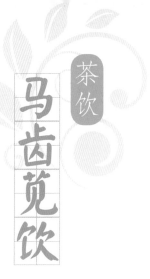

茶饮
马齿苋饮

材料

鲜马齿苋60克。

做法

将鲜马齿苋洗净，放入锅中，加适量水，煮15分钟，过滤取汁饮用。

用法

每日可分数次饮用。

专家箴言

此汤可清热解毒，祛湿消肿。常用于急慢性肝炎和痢疾，对湿热型黄疸有很好的食疗效果。

宜忌

✓ 适合湿热型黄疸，症见身目尽黄、尿黄赤、大便秘结、腹胀、口苦、肝脾肿大、胁痛者。

✓ 急慢性肝炎和痢疾患者皆宜常饮。

✓ 春、夏季饮用尤佳。

✗ 脾虚便溏者不宜饮用。

✗ 孕妇禁用。

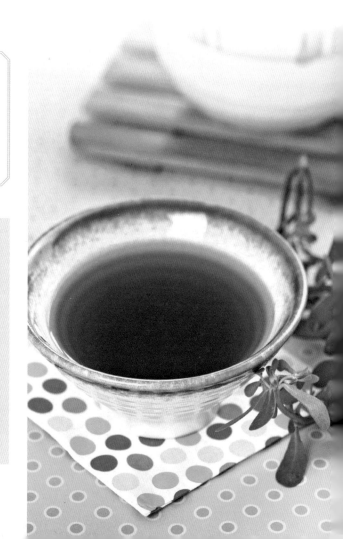

主食 马齿苋粥

材料

鲜马齿苋60克，粳米100克。

调料

盐、鸡精各适量。

做法

1 粳米淘洗干净；鲜马齿苋洗净，切段。
2 煮锅中加适量水，倒入粳米，煮沸后，改小火煮30分钟，至粥稠时放入马齿苋段，续煮5分钟，加盐、鸡精即成。

用法

每日早晚分2次食用。

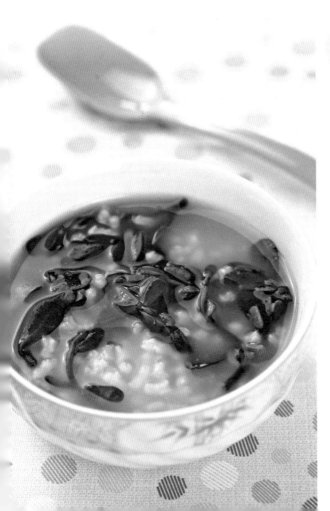

清肝解毒药 · 马齿苋

119

专家箴言

此方出自《太平圣惠方》，可清热解毒，凉血止痢，善治热毒血痢。

宜忌

✔ 适合湿热、血热毒盛所致的痢疾、急性肠胃炎者，以及便血、尿血、子宫出血等出血证者。
✔ 适合各类化脓性皮肤炎症患者食用。
✔ 四季皆可，春季尤宜。

✖ 脾虚便溏者不宜食用。
✖ 孕妇禁用。

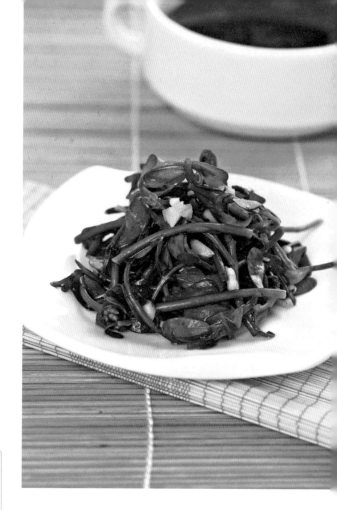

菜肴

凉拌马齿苋

本草一味舒肝郁

120

专家箴言

此菜可清热解毒、降火消炎，有各类炎症肿痛者可将其作为辅助食疗的清凉小菜。

宜忌

✔ 适合血热毒盛所致的皮肤毒疮疖肿、湿疹等各类化脓性皮肤病患者。

✔ 夏季湿热型痢疾、腹泻者及有出血倾向者宜食。

✔ 春、夏季食用尤佳。

✖ 脾虚便溏者不宜食用。

✖ 孕妇禁用。

材料

马齿苋250克，大蒜20克。

调料

辣椒油、白糖、白醋各10克，盐、鸡精各适量。

做法

1 将马齿苋洗净，切长段，用少许盐拌匀，静置15分钟，挤净汤汁后装盘；大蒜去皮，洗净，捣碎后也装盘。

2 放入所有调味料搅拌均匀，即可食用。

用法

随餐食用。

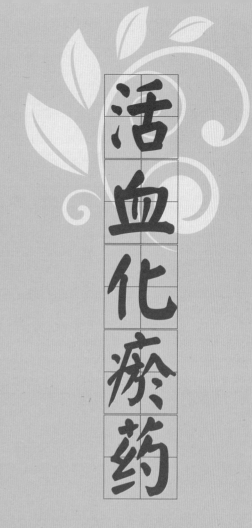

活血化瘀药

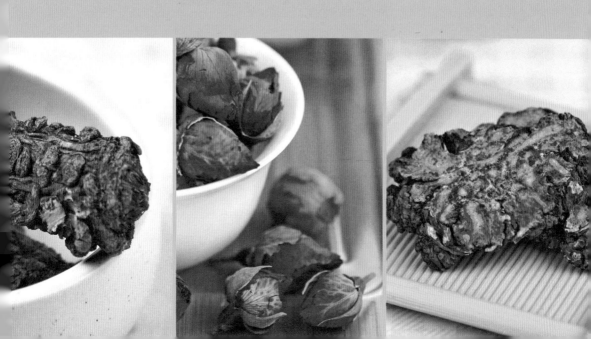

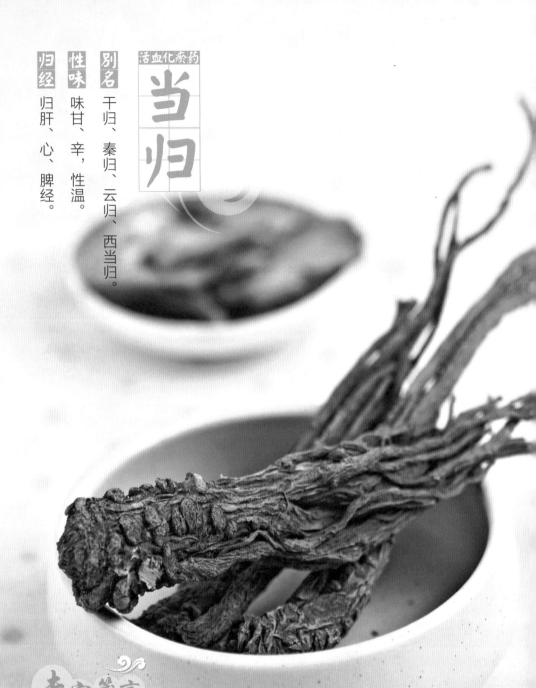

活血化瘀药

当归

别名 干归、秦归、云归、西当归。

性味 味甘、辛，性温。

归经 归肝、心、脾经。

专家箴言

当归可补血活血，调经止痛，润肠通便，也是活血行气的要药。可用于肝血不足、血虚、血瘀所致的贫血、月经不调、虚寒腹痛、痈疽疮疡、风寒痹痛等。现代研究证明，其对虚证类型的慢性肝炎、肝硬化等均有疗效。

古籍说法

《本草纲目》："治头痛，心腹诸痛，润肠胃、筋骨、皮肤，治痈疽，排脓止痛，和血补血。"

《日华子本草》："主治一切风，一切血，补一切劳，破恶血，养新血及主癥癖。"

药材选料

本品为伞形科植物当归的根。以主根大、身长、支根少、断面黄白色、气味浓厚者为佳。当归头和当归尾偏于活血、破血；当归身偏于补血、养血；全当归既可补血又可活血；酒制当归偏于行血活血。一般选择全当归，其他可按需选用。

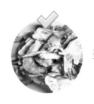 当归

 酒当归

常用搭配

常搭配黄芪、熟地黄、川芎、芍药、人参、桃仁、阿胶等药材同用。

用法用量

可煎汁入汤，可浸酒、熬膏或入丸、散。煎服用量在6～15克。

人群宜忌

适宜人群	不宜人群
✓ 适宜虚证类型的慢性肝炎、肝硬化、脂肪肝患者	✗ 当归有兴奋子宫的作用，孕妇慎用
✓ 血虚、贫血或气血两虚所致面色苍白无光、萎黄、面容早衰、须发早白干枯、心悸失眠、血虚肠燥便秘者	
✓ 气血虚弱或气滞血瘀所致月经不调、崩漏、经闭、痛经者	✗ 湿阻中满及大便溏泄者慎服
✓ 血虚血瘀寒凝所致腹痛、疮疡初起肿胀疼痛、风寒痹痛、肢体麻木者	

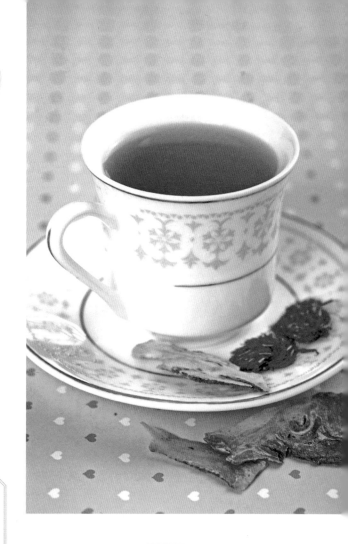

当归红花饮

专家藏言

红花是活血通经的良药，搭配当归，既能补血养血，又能活血通脉，化解血瘀，调经止痛。

宜忌

✓ 适合血虚或血瘀所致月经不调、痛经、经闭者。

✓ 肝血郁热瘀滞引起的面色晦黄黯沉、面部斑疹重者。

✓ 四季皆宜饮用。

✗ 湿阻中满、便溏者不宜饮用。

✗ 孕妇及经期血量多者慎服。

材料

红花3克，当归10克。

做法

1 将红花、当归装入调料袋。

2 将调料袋放入砂锅，加适量水，小火煎煮20分钟，汤汁倒入杯中，趁热饮用。

用法

可分数次饮用。

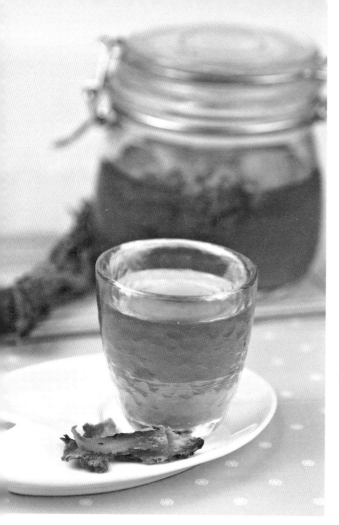

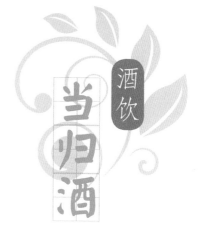

酒饮

当归酒

专家箴言

此方出自《本草纲目》。酒可增强当归的活血作用，常饮此酒可活血化瘀，通络止痛。

材料

当归片30克，白酒1升。

做法

将当归片与白酒一同置于干净容器内，密封浸泡10天，取其上清液饮用。

用法

每日2次，每次30毫升左右，饭前饮服。

宜忌

✓ 适合血虚、血瘀所致月经不调、痛经、经闭、颜面有瘀斑者。

✓ 虚证所致的头晕目眩、周身酸楚、筋骨不利、四肢麻木者。

✓ 冬季饮用尤佳。

✗ 湿阻中满、便溏者不宜饮用。

✗ 实热阳亢头痛、血热出血者忌用。

✗ 孕妇及经期血量多者不宜饮用。

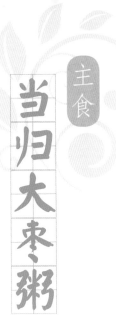

主食

当归大枣粥

材料

粳米100克，当归、红枣各15克。

调料

白糖10克。

做法

1 将粳米淘洗干净，红枣去核、掰开。

2 当归、红枣放入砂锅中，加适量水煮20分钟，倒入粳米、白糖，续煮至粥稠即成。

用法

每日早、晚分2次温热食用。

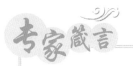

专家箴言

　　大枣是补血圣品，搭配当归，可养肝补血，调经止痛，改善贫血、月经不调，也是美容良方。

宜忌

✓ 适合血虚、血瘀所致贫血、月经不调、痛经、虚寒腹痛、面容早衰、多瘀斑者。

✓ 冬季饮用尤佳。

✗ 湿阻中满、便溏者不宜食用。

✗ 孕妇及经期血量多者不宜食用。

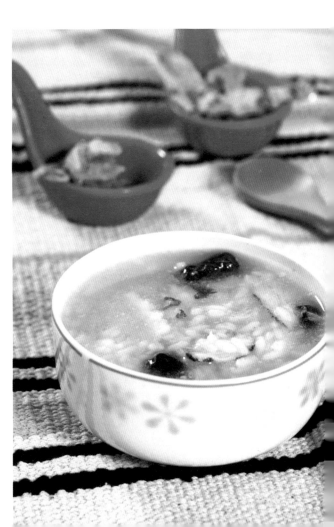

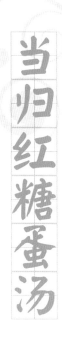

汤羹

当归红糖蛋汤

材料

当归15克，鸡蛋2个，红糖30克。

做法

1 把鸡蛋放入锅中，加水没过鸡蛋，煮开至蛋熟。取出，剥去蛋壳。

2 另取净锅，放入当归和适量清水，煎煮15分钟。再加入去壳的鸡蛋，大火煮开后改小火续煮10分钟。

3 最后加入红糖，煮至糖溶即可。

用法

每日早、晚各吃1个蛋，红糖水温热饮服。

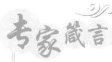

当归补血活血，鸡蛋益气养阴，红糖活血化瘀。搭配食用，有养血补虚、活血通经的作用。

宜忌

✓ 适合肝血亏虚及血瘀所致贫血、月经不调、痛经、虚寒腹痛等症者。

✓ 四季皆宜食用。

✗ 湿阻中满、便溏者不宜食用。

✗ 孕妇及经期血量多者不宜食用。

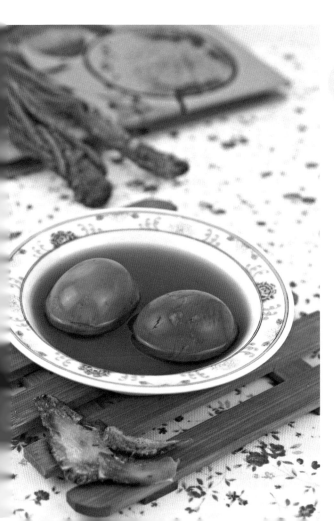

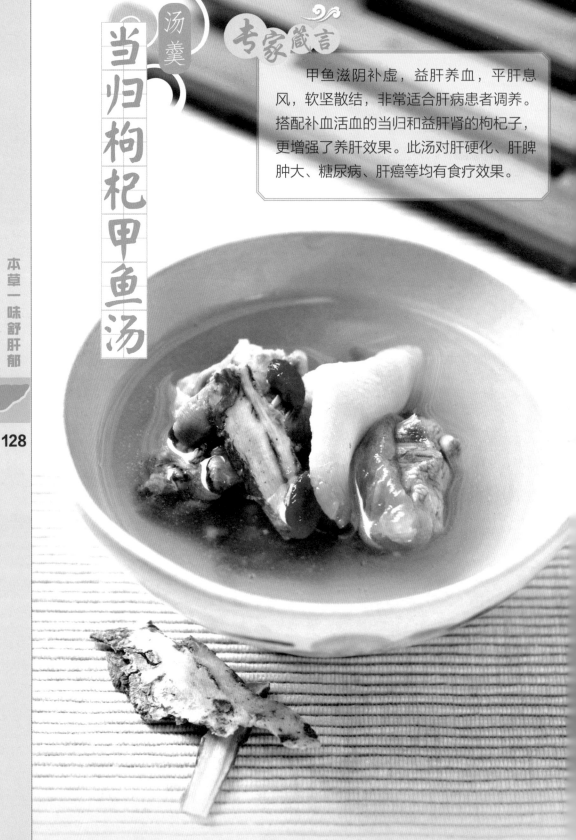

汤羹

专家箴言

当归枸杞甲鱼汤

甲鱼滋阴补虚，益肝养血，平肝息风，软坚散结，非常适合肝病患者调养。搭配补血活血的当归和益肝肾的枸杞子，更增强了养肝效果。此汤对肝硬化、肝脾肿大、糖尿病、肝癌等均有食疗效果。

材料

甲鱼肉150克，当归、枸杞子各15克，鸡高汤适量。

调料

料酒15克，白糖5克，盐、鸡精各2克。

做法

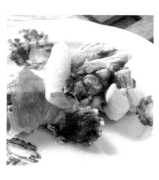 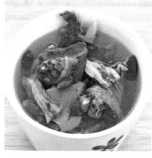 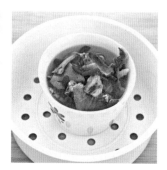

1 将甲鱼去内脏，剁成块，放入冷水锅中，加热焯水，捞出，冲洗干净。

2 把焯好的甲鱼块放入蒸碗中，码入当归和枸杞子，用鸡高汤化匀调料，倒入蒸碗。

3 将蒸碗放入笼屉，上蒸锅，隔水蒸1~2小时即成。

用法

随餐适量食用，吃甲鱼肉和枸杞子，喝甲鱼汤。当归可拣出不吃。

宜忌

✓ 适合肝硬化、肝脾肿大、肝囊肿、肝癌患者调养保健，可作为慢性虚弱病和糖尿病患者的辅助食疗品。

✓ 血虚、血瘀所致贫血、体质虚弱、月经不调、痛经、经闭者及因过劳而阴血耗伤者。

✓ 四季皆宜食用。

✗ 外感实热、寒湿内盛、便溏者不宜食用。

✗ 孕妇及经期血量多者不宜食用。

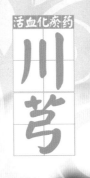

活血化瘀药

川芎

别名 芎劳、抚劳、西芎。

性味 味辛，性温。

归经 归肝、胆、心包经。

专家箴言

川芎是活血行气、祛风止痛的良药，可通达气血，上行头目，中开郁结，下调经水。常用于气滞血瘀所致的胸胁、腹部诸痛，月经不调，头痛，风湿痹痛等。

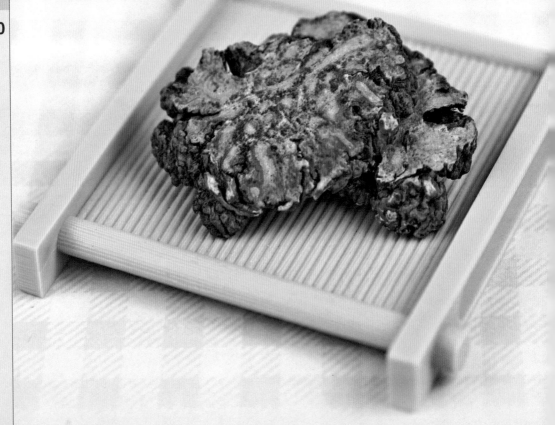

古籍说法

《神农本草经》："主中风入脑头痛，寒痹，筋脉缓急，金疮，妇人血闭无子。"

《本草汇言》："上行头目，下调经水，中开郁结，血中气药。"

药材选料

本品为伞形科植物川芎的根茎。主产于四川、贵州、云南，以四川产者质优。一般切片生用或酒炙用，酒川芎活血化瘀的效果更好一些，生川芎亦可。以个大饱满、质坚实、断面色黄白、油性大、香气浓者为佳。

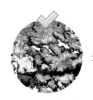 生川芎

 酒川芎

常用搭配

川芎常与白芷、柴胡、桃仁、当归、地黄、白芍等对证配伍。

用法用量

可泡茶、煎汤或入丸、散。煎服用量在3~10克，研末每次1~1.5克。也可外用，研末撒或调敷于患处。

人群宜忌

适宜人群	不宜人群
✓肝郁气滞、肝血瘀阻所致胸胁刺痛、积聚痞块、腹痛、月经不调、经闭、痛经者	✗阴虚火旺、多汗、热盛及无瘀之出血证者
✓各种原因引起的头痛和风湿痹痛者	✗孕妇

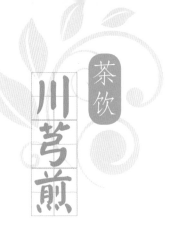

川芎煎

茶饮

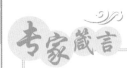

专家箴言

此方有祛风散热、理气止痛的功效，尤善治风热头痛、月经不调。

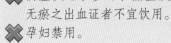

宜忌

☑ 适合风热上扰或血瘀所致的头痛者。

☑ 气滞血瘀所致的月经不调、痛经者宜饮用。

☑ 春、夏季尤宜饮用。

✖ 阴虚火旺、多汗、热盛及无瘀之出血证者不宜饮用。

✖ 孕妇禁用。

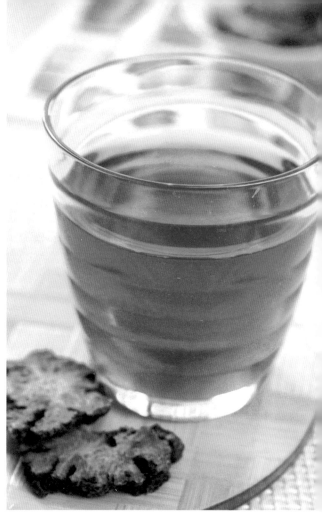

材料

川芎3克，茶叶6克。

做法

将川芎和茶叶放入锅中，加250毫升水，煎汁，过滤去渣，取汁饮用。

用法

每日煎2次，餐前温热饮服。

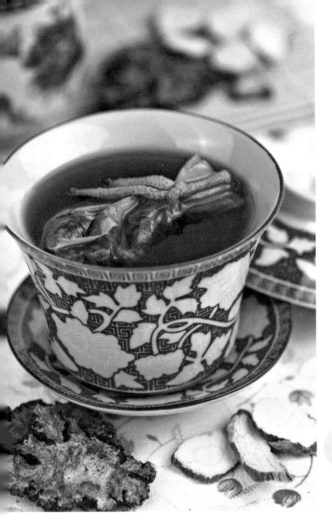

川芎白芷茶

专家箴言

"白芷为川芎之使"，合用可增强祛风止痛、活血调经的效果。

材料

川芎、白芷各3克，茶叶6克。

做法

将川芎、白芷和茶叶一起研为细末，盛入茶包中，放入杯中，冲入沸水，盖闷15分钟后饮用。

用法

每日1剂，可多次冲泡，代茶频饮。

宜忌

✓ 适合诸风上攻、头目昏重、偏正头痛、鼻塞身重等症者饮用。

✓ 气滞血瘀所致月经不调、经闭、痛经者宜饮。

✓ 春、夏季饮用尤宜。

✗ 阴虚火旺、多汗、热盛及无瘀之出血证者不宜饮用。

✗ 孕妇禁用。

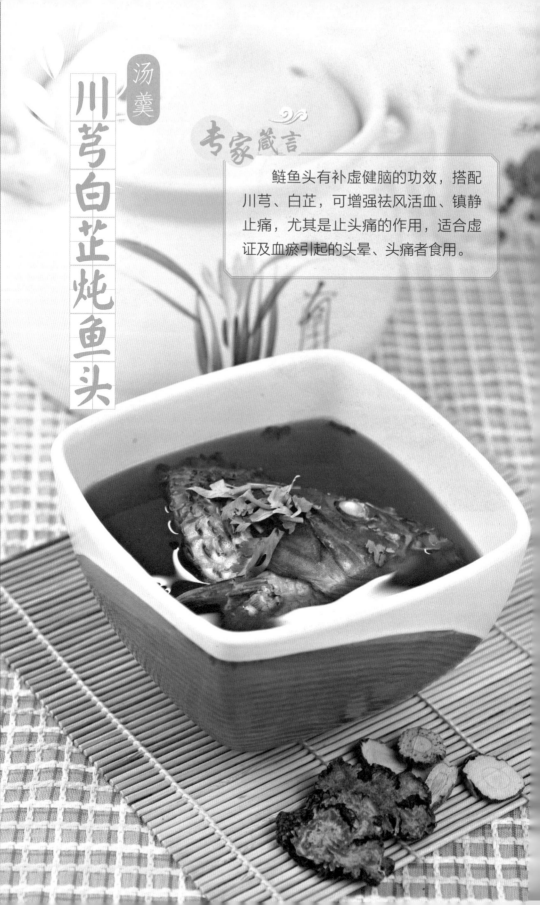

川芎白芷炖鱼头

汤羹

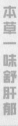

专家箴言

鲢鱼头有补虚健脑的功效，搭配川芎、白芷，可增强祛风活血、镇静止痛，尤其是止头痛的作用，适合虚证及血瘀引起的头晕、头痛者食用。

材料

川芎6克，白芷10克，鲤鱼头1个（150克）。

调料

料酒20克，香菜末、盐各适量。

做法

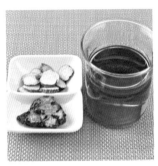

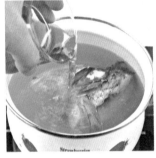

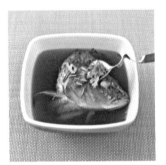

1 先将川芎和白芷放入砂锅中，加水煎汤，过滤掉药渣后，取药汁备用。

2 鱼头洗净放入锅中，倒入适量水煮沸，撇净浮沫，倒入药汁和料酒，炖煮15分钟。

3 把鱼头连汤一起盛入汤碗，加盐调味，撒上香菜末即成。

用法

随餐适量食用，吃鱼头，喝汤。

宜忌

✓ 适合因血虚、血瘀引起的头晕、头痛、偏头痛者食用。

✓ 体质虚弱、气滞血瘀所致月经不调诸症者宜食用。

✓ 秋、冬季节尤宜食用。

✗ 阴虚火旺、热盛所致头晕、头痛者不宜食用。

✗ 有出血倾向、孕妇及经量过多者不宜食用。

活血化瘀药

月季花

别名 四季花、月月红。

性味 味甘、淡、微苦，性平。

归经 归肝经。

专家箴言

月季花有活血调经、疏肝解郁、消肿解毒的功效。其独入肝经，既能活血调经，又能疏肝解郁，理气止痛，常用于肝气郁结、气滞血瘀所致的月经不调、痛经、闭经、胸胁胀痛等症，对瘀肿疼痛、痈疽肿毒也有疗效。

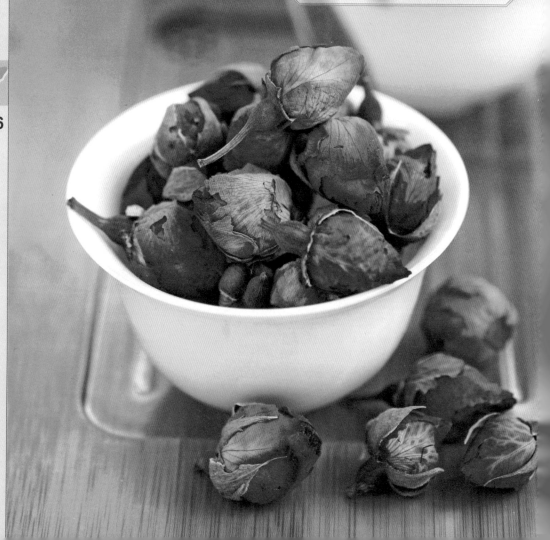

古籍说法

《本草纲目》："活血，消肿，敷毒。"

《泉州本草》："通经活血化瘀，清肠胃湿热，泻肺火，止咳，止血止痛，消痈毒。治肺虚咳嗽咯血，痢疾，瘰疬溃烂，痈疽肿毒，妇女月经不调。"

药材选料

本品为蔷薇科植物月季的半开放花。以紫红色、半开放的花蕾、不散瓣、气味清香者为佳。月季花容易与玫瑰花混淆，应注意区分。月季花花朵较大，为半开放花，花托为长形；玫瑰花花朵较小，为未开放的花蕾，花托为半球形。

 月季花

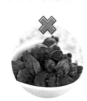 玫瑰花

常用搭配

月季花单用开水泡服即有效，也可与玫瑰花、当归、香附等同用，以增强化解肝血瘀滞、肝气郁结的效果。

用法用量

可泡茶、煎汤或研末服。煎服用量在2～5克，鲜品10～15克。不宜久煎。也可外用涂敷于肿毒患处，能消肿止痛。

人群宜忌

适宜人群	不宜人群
✓ 肝气郁结、气滞血瘀所致的月经不调、痛经、闭经、胸胁胀痛者	✗ 用量不宜过大，多服久服可引起腹痛及便溏、腹泻，脾胃虚寒者
✓ 跌打损伤、瘀肿疼痛、痈疽肿毒者	✗ 孕妇

月季玫瑰茶

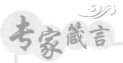

专家箴言

此茶可活血调经，疏肝解郁，最适合爱生气、心情郁闷、月经不调的女性常饮。

宜忌

✓ 心情郁闷不畅者宜饮。

✓ 适合肝气郁结、气滞血瘀所致的月经不调、痛经、闭经、胸胁胀痛者。

✓ 春季尤宜饮用。

✗ 脾胃虚寒、便溏者不宜饮用。

✗ 孕妇及经期血量多者不宜饮用。

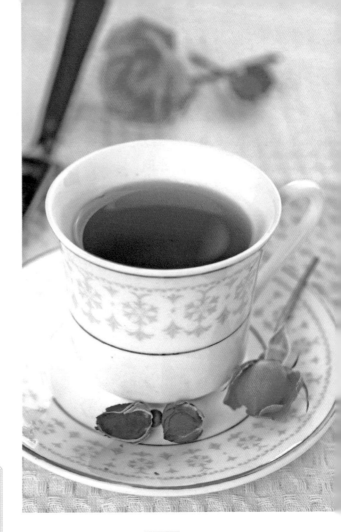

材料

月季花、玫瑰花各5克，红糖适量。

做法

月季花、玫瑰花一起放入砂锅，加适量水，小火煎煮20分钟，滤渣取汁后放入红糖，搅匀即可饮用。

用法

每日1剂，分2~3次饮服。

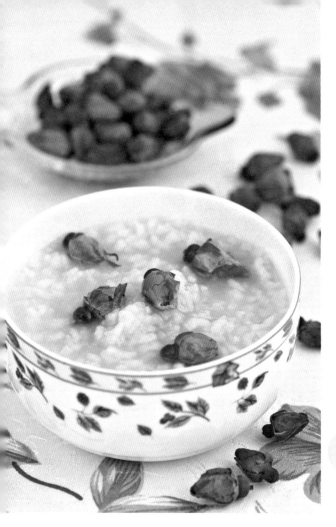

专家箴言

此粥可疏肝理气、活血调经，常用于月经不调、痛经、赤白带下等妇科疾病。

材料

月季花5克，粳米100克，蜂蜜15~20克。

做法

1 粳米淘洗干净；月季花泡软。
2 煮锅中倒入粳米，加适量水，大火烧开，放入月季花，改小火煮至粥成。
3 盛入碗中，晾温后加入蜂蜜即可。

用法

每日早、晚分2次温热食用，连食3~5天。

宜忌

✔ 适合月经不调、痛经、赤白带下者，最宜肝郁气滞、瘀血腹痛的女性日常调养。
✔ 四季皆宜食用。

✖ 脾胃虚寒、便溏者不宜食用。
✖ 孕妇及经期血量多者不宜食用。

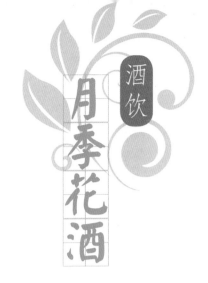

酒饮

月季花酒

140

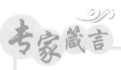
专家箴言

　　酒可通经活络，增强月季花活血化瘀、消肿止痛的作用。此酒内服外用均有疗效。

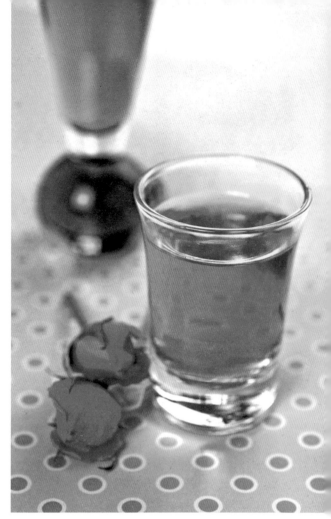

宜忌

✓ 适合肝气郁结、气滞血瘀所致的月经不调、痛经、闭经、胸胁胀痛者。
✓ 跌打损伤、瘀肿疼痛、痈疽肿毒者可外用。
✓ 四季皆宜内服、外用。

✗ 湿阻中满、便溏者不宜饮用。
✗ 孕妇及经期血量多者不宜饮用。

材料

鲜月季花50克（干品减半），白酒500克。

做法

1 将月季花择取花瓣，放入广口瓶中，注入白酒，加盖密封。
2 放置于阴凉处，静置30天，待颜色变红即可饮用。

用法

每日饮用30毫升。也可外用擦涂于跌打损伤、瘀肿疼痛处，消肿效果好。

养肝保肝药

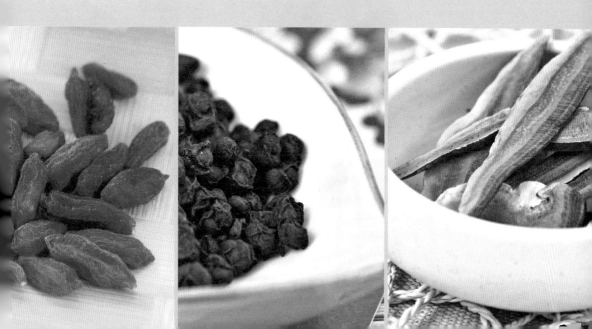

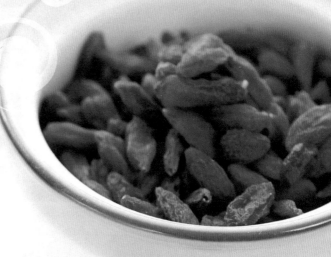

養肝保肝藥

枸杞子

別名 枸杞、杞子、苟起子、枸杞果。

性味 味甘，性平。

歸經 歸肝、腎經。

142

专家箴言

枸杞子可滋补肝肾，益精明目，能滋肝肾之阴，为平补肾精肝血的佳品。枸杞子可提高免疫力，增强造血功能，并有保肝、抗脂肪肝、防治慢性肝炎、抗衰老、抗肿瘤等作用。

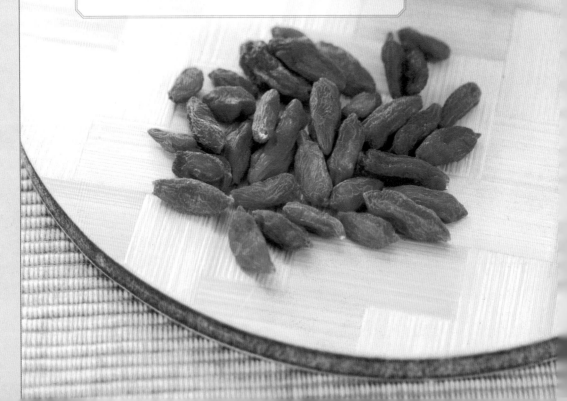

古籍说法

《本草经疏》："为肝肾真阴不足、劳乏内热补益之要药。"
《药性论》："补益精，诸不足，易颜色，变白，明目……令人长寿。"

药材选料

枸杞子为茄科植物宁夏枸杞子的干燥成熟果实。以宁夏产、粒大、色红发紫、肉厚、质柔润、籽少、味甜者品质最佳，粒小、肉薄、籽多、色灰红者质量较差。颜色过于红艳鲜亮的枸杞子可能是经硫黄熏制的，不宜选择。

优质天然的枸杞子　　　劣质发灰的枸杞子　　　硫黄熏制的枸杞子

常用搭配

枸杞子可单用，或与山药、大枣、当归、熟地黄、菊花、五味子、桑椹等材料配伍。

用法用量

枸杞子可直接生食，也可泡茶、浸酒、入菜、做汤羹，或熬膏、制丸。煎服用量在6～12克。

人群宜忌

适宜人群	不宜人群
✓ 慢性肝炎、脂肪肝、肝硬化、肝癌患者，以及高血压、高血脂、高血糖者 ✓ 肝肾阴虚或精亏血虚所致的两目干涩、白内障、视力下降、视疲劳者 ✓ 肾精亏虚、肝血不足所致的阴虚内热、头晕眼花、耳鸣、失眠、盗汗、须发早白、腰膝酸软、筋骨无力、阳痿、遗精、早泄、男性不育者	✗ 外邪实热、脾虚有湿及泄泻者

茶饮

枸杞蜂蜜茶

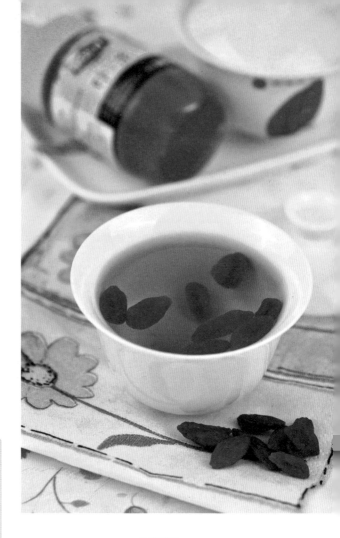

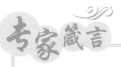 **专家箴言**

此茶有养肝补肾、益精明目的功效，对肝病、眼病患者非常有益，也是中老年抗衰保健的良方。

宜忌

✔ 适合视力衰退、用眼过度、视疲劳者以及老年性羞明、夜盲、白内障、玻璃体混浊等眼病患者。

✔ 中老年人饮用可延缓各种衰老症状。

✔ 四季皆宜饮用。

✘ 外邪实热、脾虚有湿及泄泻者不宜饮用。

材料

枸杞子10克，蜂蜜适量。

做法

将枸杞子放入杯中，冲入沸水，盖闷10分钟后倒出，调入蜂蜜拌匀即可饮用。

用法

每日可多次冲泡，代茶频饮。

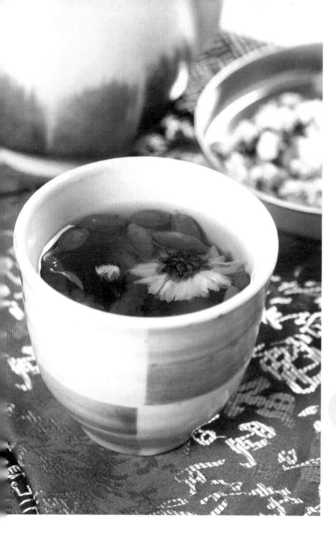

杞菊茶

专家箴言

此茶是传统养肝护眼的良方，可养肝滋肾，疏风明目，常饮对各类肝病、眼疾均有改善作用。

材料

枸杞子10克，白菊花、优质绿茶各3克。

做法

将枸杞子、白菊花和绿茶一起放入杯中，冲入沸水，盖闷10分钟后即可饮用。

用法

每日可多次冲泡，代茶频饮。

宜忌

✓ 适合视力减退、视疲劳、眼睛酸胀、分泌物多、目赤肿痛、眼睛干涩、夜盲、羞明、多泪等眼疾者。

✓ 肝炎、脂肪肝、酒精肝、肝硬化、肝癌患者宜常饮。

✓ 风热头痛、头晕目眩、血压偏高者宜饮用。

✓ 四季皆宜饮用。

✗ 脾虚泄泻者不宜多饮。

枸杞胡萝卜饮

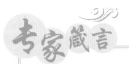

茶饮

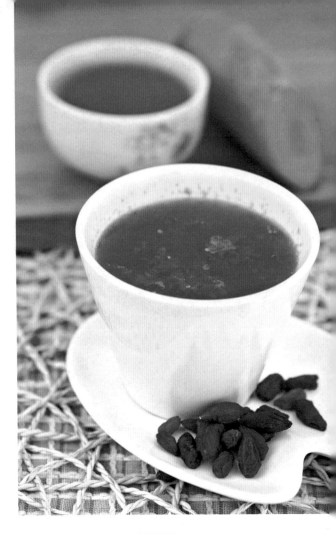

专家箴言

　　富含胡萝卜素的胡萝卜是养血益肝、保护视力的天然良药，搭配枸杞子，可提高肝脏解毒能力，修复肝脏损伤，并对防治老花眼有特效。

宜忌

✓ 适合慢性肝病患者，有良好的养肝保肝作用。

✓ 视力减退、视疲劳、眼睛干涩痒痛者及老花眼、白内障者皆宜常饮。

✓ 四季皆宜饮用。

✗ 黄疸发作期间不宜饮用。

材料

枸杞子10克，胡萝卜50克。

调料

白糖适量。

做法

先将胡萝卜洗净，去皮，切成小块，再与泡软的枸杞子一起放入打汁机中，加适量水打成汁，调入白糖后即可饮用。

用法

每日可分2~3次饮用。

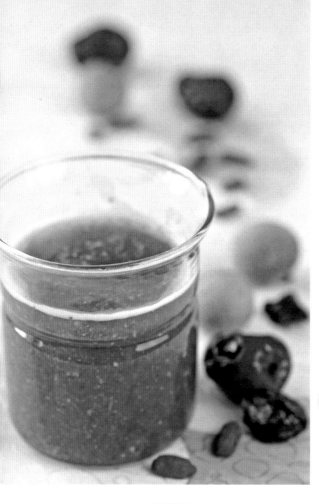

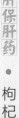
专家藏言

此饮可益肝肾，健脾胃，安心神，全面调养身体气血亏虚的状况，使人肝血充盈，提高解毒功能和免疫力。

材料

红枣、桂圆肉各15克，枸杞子10克。

调料

红糖适量。

做法

1 将红枣破开去核；桂圆肉和枸杞子泡软。
2 红枣、桂圆肉和枸杞子同放入打汁机中，加适量水，搅打成糊状汁，加红糖即可。

用法

每日可分2~3次饮用。

宜忌

✓ 适合肝血亏虚所致的贫血、早衰、健忘、头晕目眩者。
✓ 长期劳倦、烦躁失眠、免疫力低下者宜食用。
✓ 秋、冬季饮用尤佳。

✗ 湿盛中满、气滞火旺者不宜饮用。

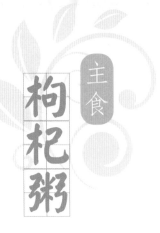

主食

枸杞粥

材料

枸杞子15克，粳米100克。

调料

红糖、蜂蜜各适量。

做法

1 将粳米淘洗干净，与枸杞子一起放入锅内，加适量水，煮至粥成。

2 盛出后加入红糖、蜂蜜拌匀即可。

用法

每日早、晚分2次温热食用。

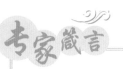

专家箴言

　　此方出自《本草纲目》，中老年人常食可补益肝肾，养血明目，延缓衰老，是滋补良方。

宜忌

✓ 适合肾精亏虚、肝血不足所致的头晕目眩、视物不清、腰膝酸软、四肢困倦、早衰、阳痿早泄者，中老年人最宜。

✓ 各类肝病患者宜常食。

✓ 四季皆宜食用。

✗ 脾虚泄泻者不宜食用。

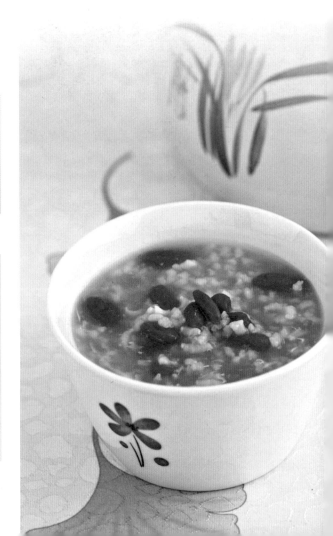

枸杞炒猪肝

材料

猪肝100克，枸杞子15克。

调料

料酒、酱油、淀粉各15克，香油、盐各适量。

做法

1 猪肝洗净，切片，用料酒、淀粉上浆，焯水。
2 炒锅中放入枸杞子和适量水，煮10分钟，放酱油、盐，用淀粉勾芡，放入猪肝、香油，炒匀即可。

用法

随餐食用。

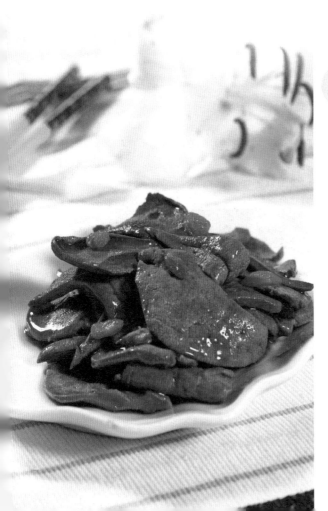

专家箴言

猪肝可补肝养血，搭配枸杞子，有益精明目、补虚养肝的功效，对肝血亏虚、眼花目暗者最宜。

宜忌

✓ 适合肝血亏虚所致的贫血、头晕目眩、视力减退、眼花、须发早白者。
✓ 四季皆宜食用。

✗ 猪肝胆固醇含量偏高，高血脂、高胆固醇者不宜多吃。

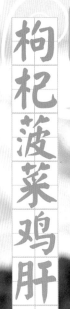

汤羹

枸杞菠菜鸡肝汤

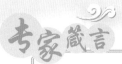

专家箴言

菠菜富含铁和胡萝卜素，是滋阴平肝、祛风明目的食材。鸡肝有养血补肝的功效。搭配枸杞子一起食用，对养肝补血、明目、通便、美容、抗衰老均有很好的作用。

本草一味舒肝郁

150

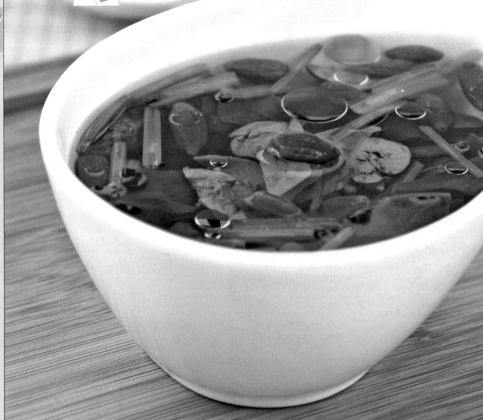

材料

枸杞子15克，鸡肝70克，菠菜150克。

调料

香油10克，盐、鸡精各适量。

做法

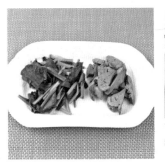 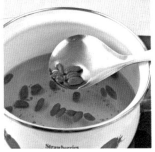 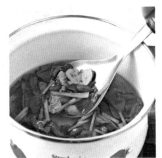

1 菠菜洗净，切段，焯水后捞出；鸡肝洗净，切片后入开水锅中，汆熟备用。

2 枸杞子放入锅中，加适量水，煮15分钟。

3 放入菠菜段、鸡肝，再煮沸时加盐、鸡精调味，盛入汤碗中，淋香油即成。

151

用法

随餐食用，常食见效。

宜忌

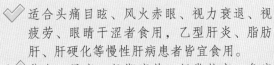

✓ 适合头痛目眩、风火赤眼、视力衰退、视疲劳、眼睛干涩者食用，乙型肝炎、脂肪肝、肝硬化等慢性肝病患者皆宜食用。

✓ 贫血、早衰、长期疲劳、经常熬夜、免疫力低下者常食非常有益。

✓ 四季皆宜食用。

✗ 鸡肝胆固醇含量偏高，高血脂、高胆固醇者不宜多吃。

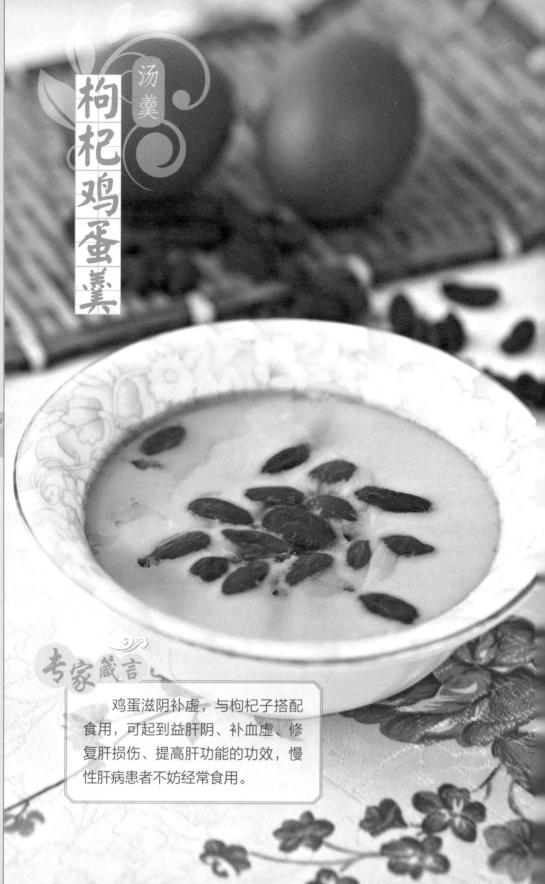

汤羹

枸杞鸡蛋羹

专家箴言

鸡蛋滋阴补虚，与枸杞子搭配食用，可起到益肝阴、补血虚、修复肝损伤、提高肝功能的功效，慢性肝病患者不妨经常食用。

材料

枸杞子15克，鸡蛋2个。

调料

盐、香油各适量。

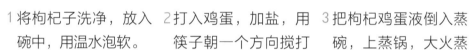

做法

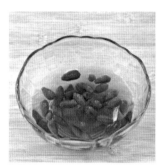 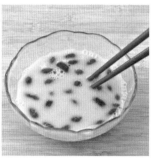 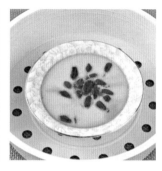

1 将枸杞子洗净，放入碗中，用温水泡软。

2 打入鸡蛋，加盐，用筷子朝一个方向搅打均匀，静置5分钟。

3 把枸杞鸡蛋液倒入蒸碗，上蒸锅，大火蒸10分钟，取出淋香油即可。

153

用法

每日分2次食用，连食1个月。

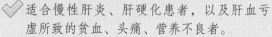

宜忌

✔ 适合慢性肝炎、肝硬化患者，以及肝血亏虚所致的贫血、头痛、营养不良者。

✔ 非常适合精力衰退、劳倦乏力、体质虚弱、早衰者，中老年虚弱者尤宜食用。

✔ 秋、冬季食用尤宜食用。

✘ 湿盛中满者不宜食用。

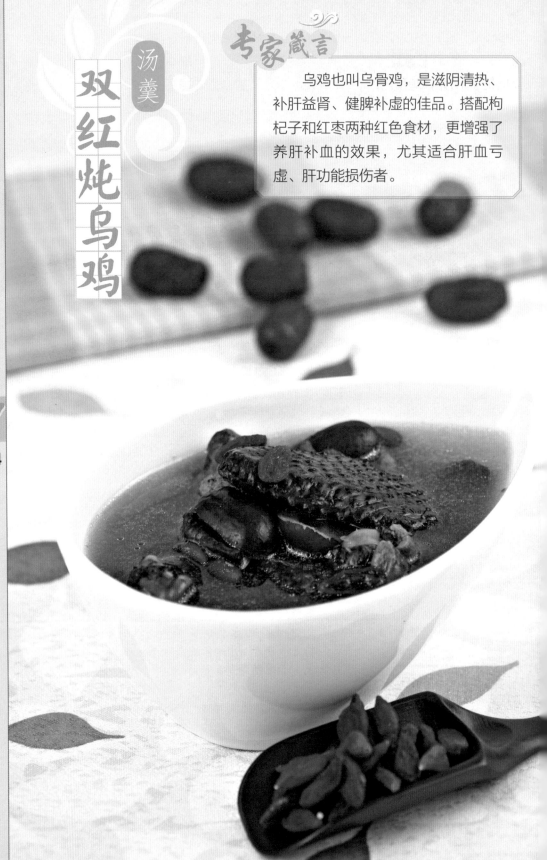

汤羹

双红炖乌鸡

专家箴言

乌鸡也叫乌骨鸡，是滋阴清热、补肝益肾、健脾补虚的佳品。搭配枸杞子和红枣两种红色食材，更增强了养肝补血的效果，尤其适合肝血亏虚、肝功能损伤者。

材料

乌鸡250克，红枣20克，枸杞子10克。

调料

料酒、葱段、姜片、盐各适量。

做法

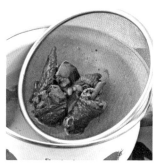

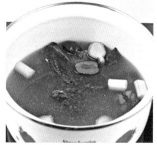

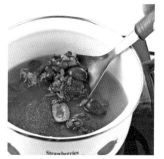

1 将乌鸡制净，切大块，焯水备用。红枣破开去核。

2 锅中放入鸡块，加适量水烧开，放入葱段、姜片、红枣、料酒，小火煮1小时。

3 拣去葱段、姜片，撇净浮油，放入枸杞子续煮20分钟，加盐调味即可。

用法

随餐食用，吃肉、枣、枸杞子，喝汤。

宜忌

✓ 适合肝血亏虚失养、贫血瘦弱、营养不良、虚劳倦怠、阴虚骨蒸、慢性肝炎者。

✓ 女性肝血亏虚所致的月经不调及其他妇科病者宜食用，出血过多者食用可益气补血。

✓ 秋、冬季食用尤佳。

✗ 脾湿较重、脘腹胀满、气滞火旺者不宜食用。

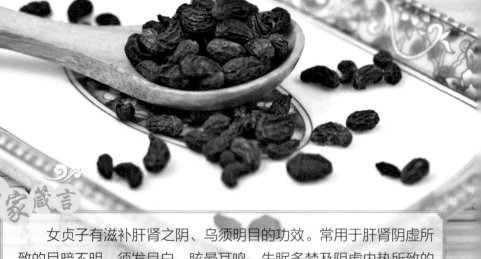

养肝保肝药

女贞子

别名 冬青子、女贞实、爆格蚤。

性味 味甘、苦，性凉。

归经 归肝、肾经。

专家箴言

女贞子有滋补肝肾之阴、乌须明目的功效。常用于肝肾阴虚所致的目暗不明、须发早白、眩晕耳鸣、失眠多梦及阴虚内热所致的潮热、心烦等。现代研究证明，其有保肝、增强免疫力、抗衰老、抗肿瘤等作用，且性质平和，适合长期服用。

古籍说法

《本草蒙筌》："黑发黑须，强筋强力，安五脏，补中气，除百病，养精神。多服补血去风，久服健身不老。"

《本草纲目》："强阴，健腰膝，变白发，明目。"

《本草备要》："益肝肾，安五脏，强腰膝，明耳目，乌须发，补风虚，除百病。"

药材选料

本品为木犀科植物女贞的成熟果实。冬季果实成熟时采收，蒸烫后干燥而成。以粒大、饱满、色蓝黑、质坚实者为佳。酒制女贞子是以黄酒拌后蒸制，可增强滋补肝肾的作用，并使苦寒之性减弱，避免滑肠。清虚热宜生用，补肝肾宜熟用。

 生女贞子   酒制女贞子

常用搭配

女贞子药力较缓慢，常搭配墨旱莲、枸杞子、熟地黄、玄参、制首乌、桑椹、山药、麦冬等同用，久服效果好。

用法用量

女贞子以熬膏、入丸剂效果最佳，但家庭制作还是以茶、汤等形式比较方便多用。煎服用量在6～12克。外用可敷膏点眼。

人群宜忌

适宜人群	不宜人群
✓肝肾阴虚所致的目暗不明、视力减退、须发早白、眩晕耳鸣、失眠多梦、腰膝酸软、遗精、消渴、老人大便虚秘者 ✓阴虚内热所致的潮热、心烦者 ✓免疫力低下、肝炎、高血脂、冠心病患者	✗其有缓泻作用，脾胃虚寒泄泻及阳虚者忌服

女贞蜂蜜饮

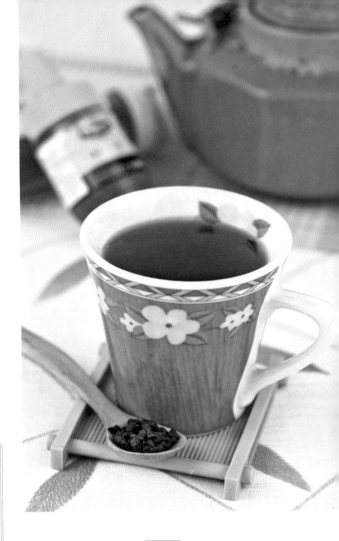

专家箴言

此饮可滋补肝肾，养阴护肝，适合慢性肝炎患者长时间服用调养，对改善肝肾阴虚诸症也有益。

宜忌

✓ 适合肝肾阴虚所致的头晕目眩、视力减退、腰酸耳鸣、须发早白、便秘、遗精者。

✓ 慢性肝炎、动脉硬化、免疫力低下者宜常饮。

✓ 四季皆宜饮用。

✗ 脾胃虚寒泄泻及阳虚者不宜饮用。

材料

女贞子20克，蜂蜜30克。

做法

将女贞子放入锅中，加适量水，用小火煎煮30分钟，过滤去渣，取药汁，调入蜂蜜拌匀即可。

用法

每日分2次空腹温热饮用。

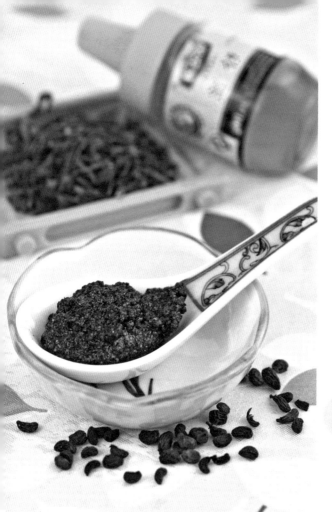

膏方

女贞旱莲膏

专家箴言

此方可滋阴清热，强肝肾，乌髭发，补腰膝，壮筋骨，也是保肝、养肝佳品。

材料

女贞子、墨旱莲各15克，蜂蜜适量。

做法

将女贞子、墨旱莲一起研磨成粉末，调入蜂蜜，制成蜜膏服用。

用法

每日分2~3次服用，连服10日。

宜忌

✓ 适合肝肾阴虚所致的视力减退、须发早白、腰膝酸软、免疫力低下者，中老年人常服可抗衰老。

✓ 慢性肝炎、高血压、高血脂、血管硬化、冠心病、便秘者宜常服。

✓ 四季皆宜服用。

✗ 脾胃虚寒泄泻及阳虚者不宜服用。

女贞决明汤

汤羹

材料

女贞子15克,黑芝麻、桑椹、决明子各10克。

做法

将所有材料共研成粉,装入调料袋中,封好口后放入砂锅,加适量水煎煮15分钟,取汤饮用。

用法

每日1剂,早、晚分2次空腹温热饮用。

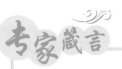

专家箴言

此汤有滋补肝肾、清养头目、润肠通便的功效,尤其对视力减退、头晕眼花及肝病患者有益。

宜忌

✓ 适合肝肾阴虚所致的目暗昏花、视力减退、须发早白者,是中老年人抗衰老的良药。

✓ 慢性肝病患者及长期便秘、心烦失眠者宜饮服。

✓ 四季皆宜饮用。

✗ 脾胃虚寒泄泻者不宜饮用。

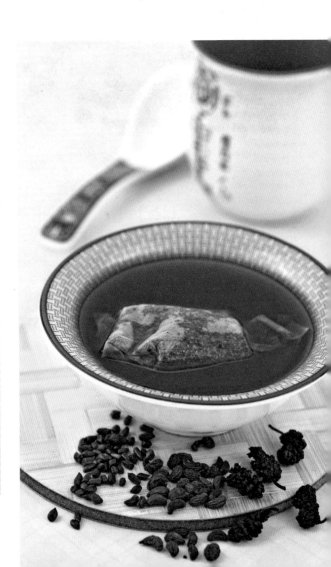

女贞杞枣汤

材料

女贞子、枸杞子、大枣各15克。

做法

将大枣掰破后与女贞子、枸杞子同入砂锅，加适量水煎煮30分钟，连药带汤盛出饮服。

用法

每日1剂，分2次空腹温服，药、汤皆食，连服1个月。

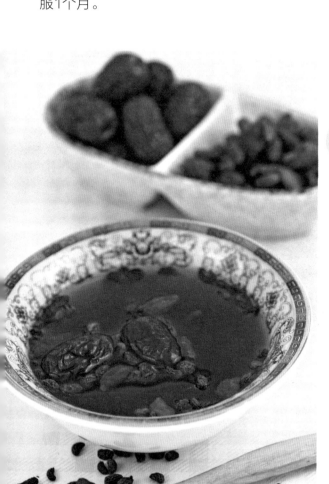

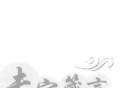

专家箴言

此汤能滋阴养血，有保肝和增强免疫力的作用，可用于慢性肝炎及化疗引起的白细胞减少症。

宜忌

✓ 肝炎、肝硬化等慢性肝病患者及血虚贫血、白细胞减少者宜饮用。

✓ 血虚所致头晕眼花、须发早白、心烦失眠者宜常饮。

✓ 四季皆宜饮用。

✗ 脾胃虚寒泄泻者不宜饮用。

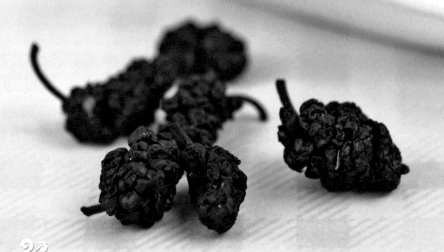

桑椹

别名 葚、桑实、黑椹、桑葚子、桑果。

性味 味甘、酸,性寒。

归经 归肝、肾经。

专家箴言

桑椹可滋阴补血,生津润燥,补益肝肾之阴。常用于肝肾阴虚引起的眩晕耳鸣、目暗昏花、关节不利、失眠、须发早白等症。对肝肾阴虚兼血虚者,还能补血养肝,是提高免疫功能、抗衰老的良药。

古籍说法

《滇南本草》："益肾脏而固精，久服黑发明目。"
《本草经疏》："为凉血补血益阴之药。"
《随息居饮食谱》："滋肝肾，充血液，祛风湿，健步履，息虚风，清虚火。"

药材选料

桑椹为桑的果穗。鲜桑椹作为一种常见的水果，一般在4~6月份上市。将刚刚变红的鲜桑椹果实采收、晒干或略蒸后晒干，可制成干桑椹。以个大、肉厚、紫红或紫黑色、糖性大、味微酸甜、质油润者为佳。

优质鲜桑椹

优质干桑椹

劣质干桑椹

常用搭配

单独食用鲜品就有效，也经常与制首乌、枸杞子、熟地黄、山药、黑芝麻等同用，以加强益肝肾、养阴血的作用。

用法用量

适合熬膏常服，也适合生食、泡茶、浸酒及制成粥、羹、酱食用。一般干品用量为10~15克，鲜品可达30克。

人群宜忌

适宜人群	不宜人群
✓肝肾阴虚所致头晕耳鸣、目暗昏花、关节不利、心悸失眠、须发早白、肝病者 ✓阴血亏虚所致津伤口渴、内热消渴、肠燥便秘者	✖本品性寒，脾虚腹泻、便溏者勿用

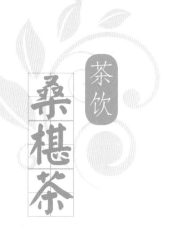

桑椹茶

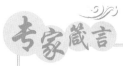

专家藏言

此茶益肝肾，滋阴液，尤其适用于肝肾阴虚兼有血虚者，也是肝病者日常养肝保健茶。

宜忌

☑ 慢性肝病患者可常饮。

☑ 适合工作劳累、经常熬夜、失眠、眼睛干涩、精力不济、须发早白、免疫力低下的上班族饮用。

☑ 阴虚肠燥、习惯性便秘的老年人可常饮用。

☑ 此茶四季饮用皆宜。

❌ 脾胃虚寒泄泻者不宜饮用。

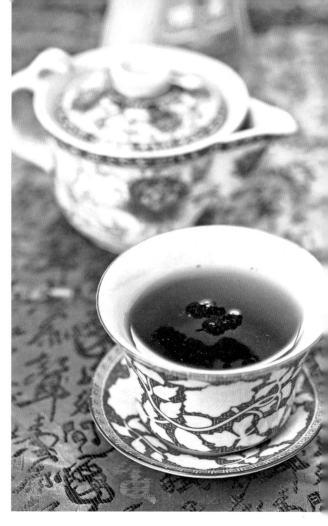

材料

干桑椹10~15克。

做法

将干桑椹放入杯中，冲入沸水，加盖闷泡15分钟即可饮用。

用法

可多次冲泡，代茶频饮。

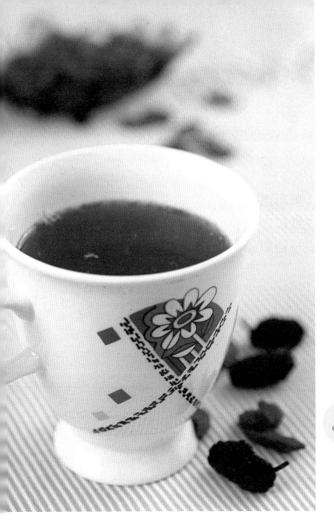

桑椹枸杞饮

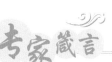

专家箴言

　　枸杞子和桑椹都是养肝保肝的良药，合用可增强肝脏解毒功能，对修复肝损伤非常有益。

材料

鲜桑椹100克，枸杞子10克。

做法

鲜桑椹去蒂，洗净；枸杞子泡软，同放入果蔬加工机，加适量水，搅打成汁即成。

用法

每日1次。

宜忌

✓ 适合慢性肝炎、肝硬化、酒精肝、脂肪肝、肝癌等各类肝病患者保健饮用。

✓ 疲乏劳倦、精血亏虚、用眼用脑过度者宜常饮。

✓ 高血压、高血脂、有眼疾者以及中老年人宜饮用。

✓ 四季皆宜饮用。

✗ 脾虚腹泻便溏者不宜饮用。

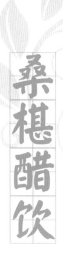

茶饮

桑椹醋饮

材料

鲜桑椹500克，酿造米醋500毫升。

做法

1 鲜桑椹清洗干净，晾干水分。
2 取玻璃瓶，放入桑椹和米醋，密封瓶口，静置阴凉干燥处3 个月后即可饮用。

用法

每次取15毫升泡桑椹醋，加10倍水（150毫升）饮用。

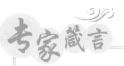

专家箴言

食醋有杀菌消毒、降低转氨酶的作用，是乙肝患者的食疗佳品，搭配桑椹，可增强养肝效果。

宜忌

✓ 适合转氨酶偏高的乙肝患者，对肝硬化、酒精肝、脂肪肝等也有改善作用。
✓ 四季皆宜食用，春夏宜用鲜品，秋冬干品亦可。

✗ 脾胃虚寒腹泻者不宜饮用。
✗ 注意加醋量不可过大，切忌不加水直接饮用。

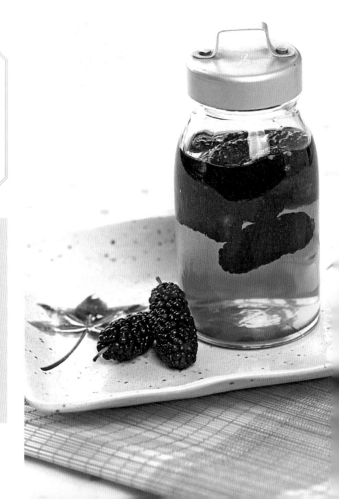

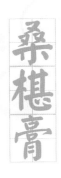

膏方 桑椹膏

材料

桑椹500克，蜂蜜100克。

做法

1 桑椹放入锅内，加适量水，煎汁，过滤去渣，取汁。

2 加入蜂蜜，小火熬成膏，收贮即可。

用法

每日任意含服。

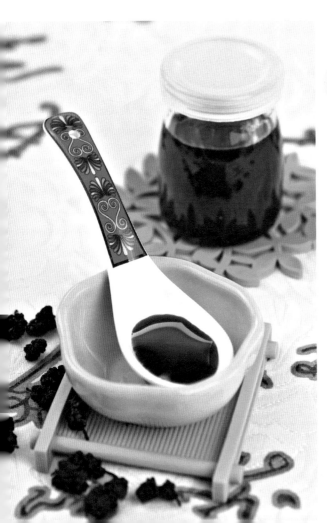

专家箴言

常服此膏能滋阴润燥，补益肝肾，乌须发，明目视，通肠道，对肝病患者调养也非常有益。

宜忌

✓ 有慢性肝炎、肝硬化、脂肪肝、酒精肝等肝病患者皆宜常服。

✓ 适合头晕目眩、眼睛干涩、虚烦口渴、大便秘结者。

✓ 四季皆宜食用。

✗ 虚寒腹泻者不宜服用。

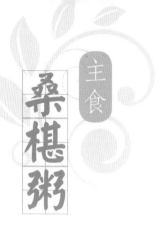

主食

桑椹粥

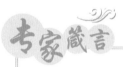专家箴言

此粥出自清代的《粥谱》，有补益肝肾、养血填精、生津润燥的作用，肝病患者可常食。

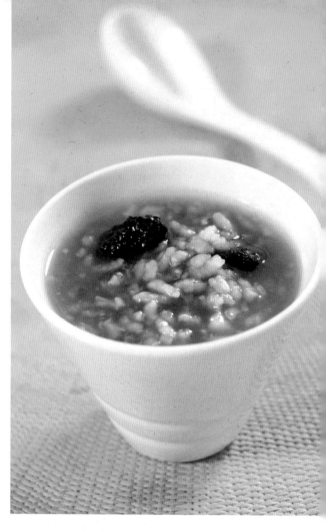

宜忌

✔ 适合因肝肾阴亏所致眩晕、耳鸣、失眠、须发早白、眼目昏花、肠燥便秘者食用。

✔ 各类肝病患者皆宜食用。

✔ 四季皆宜食用。

✘ 脾胃虚寒腹泻者不宜食用。

材料

桑椹15克（鲜品30克），粳米100克。

做法

1 将桑椹浸泡一会儿，洗净；粳米淘洗净。

2 桑椹、粳米一起放入砂锅内，加适量水烧开，撇去浮沫，改小火煮30分钟，至粥成。

用法

每日早、晚分2次温热食用。

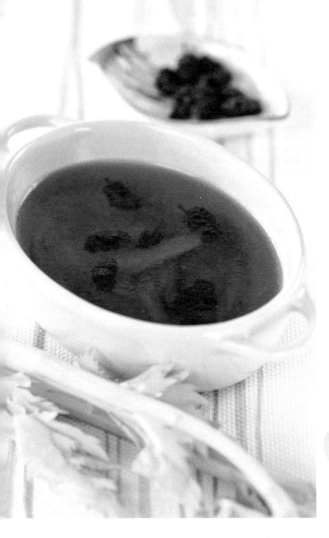

汤羹

桑椹芹菜汤

专家箴言

芹菜可平肝清热，降压除烦，凉血解毒，搭配桑椹，可清肝热、降肝火、解肝毒、补肝血，全面养护提高肝功能。

材料

芹菜100克，鲜桑椹50克。

调料

盐、香油各适量。

做法

1 芹菜择洗干净，切片；桑椹择洗干净。
2 锅中倒入适量水，大火烧开，放芹菜片，煮沸时放入桑椹，略煮后盛入碗中，加盐和香油即可。

用法

随餐食用。

宜忌

✓ 适合各类肝病患者作为养肝护肝的日常食疗品。
✓ 高血压、动脉硬化、头晕目眩、心烦失眠者皆宜食用。
✓ 四季皆可，春季尤佳。

✗ 脾胃虚寒泄泻、低血压者不宜食用。

养肝保肝药

五味子

别名 北五味子、辽五味子。

性味 味酸、甘，性温。

归经 归肺、心、肾经。

专家箴言

五味子有收敛固涩、益气生津、补肾宁心的功效，常用于久咳虚喘、自汗、盗汗、遗精、滑精、久泻不止、津伤口渴、心悸失眠等。现代研究证明，五味子能利胆，降低血清转氨酶，增加细胞免疫功能，对肝细胞有保护作用，对治疗急、慢性肝炎均有效。

本草一味舒肝郁

170

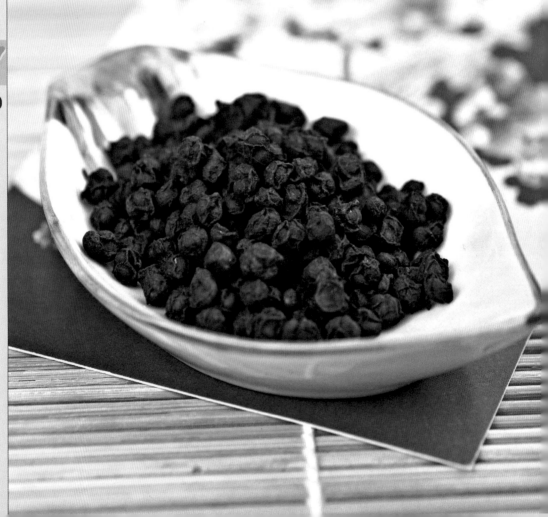

古籍说法

《本草备要》："性温，五味俱全，酸咸为多，故专收敛肺气而滋肾水，益气生津，补虚明目，强阴涩精，退热敛汗，止呕住泻，宁嗽定喘，除烦渴。"

药材选料

本品为木兰科植物五味子或华中五味子的干燥成熟果实。前者称"北五味子"，以东北出产、紫红色、粒大、肉厚、有油性及光泽者为佳，最补虚损劳伤；后者称"南五味子"，颗粒小，表面棕红色，专治风寒咳嗽。如果想要起到补益作用，应选择北五味子，且经炮制后的制北五味子效果更好一些。

制北五味子　　　　生北五味子　　　　南五味子

常用搭配

五味子单用有效，也可与枸杞子、桑椹、熟地黄、山药等药材同用。

用法用量

可泡茶、浸酒、熬膏或入丸、散，用前捣碎。煎服用量在5~10克；研末服用量在1.5~5克。

人群宜忌

适宜人群	不宜人群
✓ 急、慢性肝炎、无黄疸型传染性肝炎、急性肠道感染、肺炎、哮喘、高血压、糖尿病患者 ✓ 肾虚遗精、滑精、自汗、盗汗、久泻不止、心悸失眠、多梦者 ✓ 其抗衰老效果好，适合中老年人常服保健	✗ 外有表邪、内有实热，或咳嗽初起、痧疹初发者忌服

171

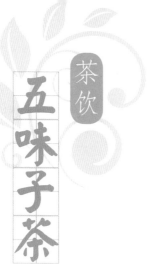

五味子茶

茶饮

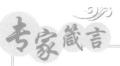专家箴言

　　此茶可益阴生津，对降转氨酶有一定作用，是适合肝炎患者日常保健的佳品。

宜忌

✓ 适合无黄疸的传染性肝炎、转氨酶居高不下者，伴有口干欲饮、盗汗等症状者。

✓ 秋、冬季饮用尤佳。

✗ 湿热、黄疸明显者不宜饮用。

✗ 有表邪、实热者不宜饮用。

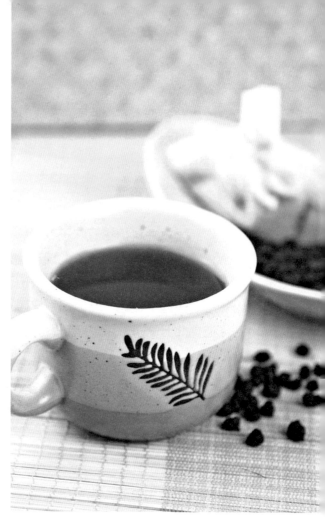

材料

五味子3克。

做法

将五味子研为细末，盛入茶包中，置于茶壶内，以沸水冲泡，盖闷15分钟后饮用。

用法

每日可冲泡2~3次，代茶频饮。

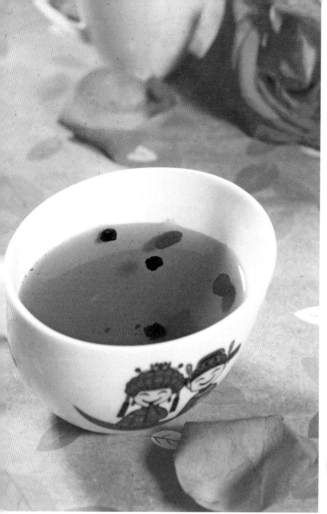

五味枸杞茶

专家箴言

此茶有养肝利胆、修复肝损伤、提高免疫力、抗衰老的功效。

材料

五味子、枸杞子各6克。

做法

将五味子捣碎，与枸杞子一起放入杯中，以沸水冲泡，加盖闷泡15分钟即可。

用法

每日可冲泡2~3次，代茶频饮。

宜忌

✓ 适合急慢性肝炎、酒精肝、脂肪肝、肝硬化患者作为保健茶饮用。

✓ 老年慢性病患者饮用可缓解病情，抗衰老效果好。

✓ 四季皆宜饮用。

✗ 黄疸型肝炎患者慎服。

✗ 有表邪、实热者不宜饮用。

五味子粥

主食

材料

五味子、大枣各10克，粳米100克。

调料

冰糖适量。

做法

将五味子捣碎，大枣去核，劈破。二者与粳米一起放入锅中，加适量水同煮成粥，粥将成时调入冰糖，再稍煮即可。

用法

每日早、晚分2次温热食用，连服10~15天。

专家箴言

此粥益肝养血，有助于修复受损的肝细胞，恢复肝功能，是慢性肝炎、早期肝硬化患者的食疗保健粥。

宜忌

✔ 适合无黄疸型慢性肝炎、早期肝硬化患者常食。中老年人食用可抗衰老，增强免疫力。

✔ 秋、冬季食用尤佳。

✘ 有表邪、实热、湿盛中满、黄疸明显者不宜食用。

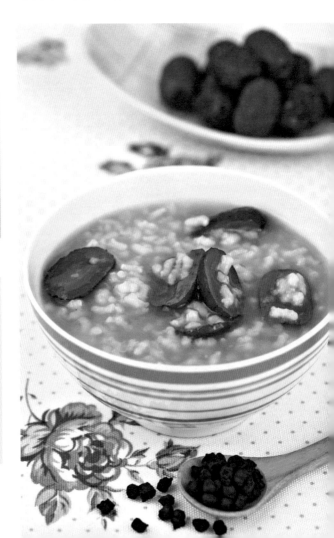

膏方 五味蜜膏

材料

五味子3克，蜂蜜20克。

做法

将五味子研成极细的粉末，调入蜂蜜拌匀即可。

用法

每日3次直接食用，也可放入温开水或冷水中冲服。

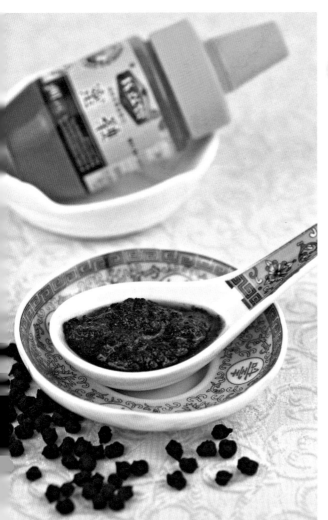

专家箴言

此膏有养肝、生津、安神、润肠的功效，常服可降低转氨酶，防治肝病，提高免疫功能。

宜忌

✓ 适合转氨酶偏高的乙肝患者，非黄疸型急慢性肝病患者皆宜服食。

✓ 中老年高血压、肺炎、失眠者宜食用。

✓ 秋、冬季服用尤佳。

✗ 外有表邪、内有实热者不宜食用。

175

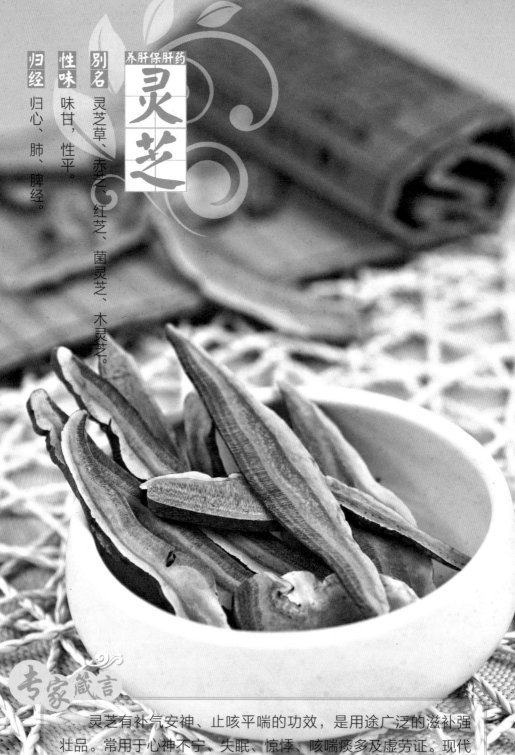

灵芝

别名 灵芝草、赤芝、红芝、菌灵芝、木灵芝。

性味 味甘，性平。

归经 归心、肺、脾经。

专家箴言

灵芝有补气安神、止咳平喘的功效，是用途广泛的滋补强壮品。常用于心神不宁、失眠、惊悸、咳喘痰多及虚劳证。现代研究证明，灵芝有调节免疫、抗氧化、抗肿瘤等作用，可净化血液，兼有保肝功能，可治疗病毒性肝炎及白细胞减少症。

古籍说法

《神农本草经》："紫芝味甘温，主耳聋，利关节，保神益精，坚筋骨，好颜色，久服轻身不老延年。"
《药性论》："保神益寿。"
《本草纲目》："疗虚劳。"

药材选料

本品为多孔菌科真菌赤芝或紫芝的干燥子实体。除野生外，现多为人工培育品种，阴干或烘干后使用。栽培灵芝以子实体粗壮、肥厚、柄短、菌盖背部或底部管孔呈淡黄或金黄色者为最佳，呈白色者次之，呈灰白色而且管孔较大者则质量最次。

 优质灵芝   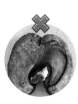 劣质灵芝

常用搭配

灵芝可单用，也可与五味子、枸杞子、党参、当归、熟地黄等补益药材同用。

用法用量

可泡茶、煎汤、浸酒、煮粥或入丸、散。煎服用量在6~12克，研末吞服为1.5~3克。

人群宜忌

适宜人群	不宜人群
✓病毒性肝炎、白细胞减少症、肝硬化、脂肪肝、肝癌患者	
✓高血脂、高血压、糖尿病、慢性支气管炎、癌症等老年慢性病患者	✗有实证者
✓神经衰弱、心神不宁、失眠、惊悸、多梦、健忘、体倦神疲、食少、早衰者	

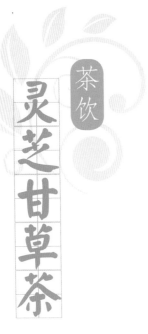

茶饮

灵芝甘草茶

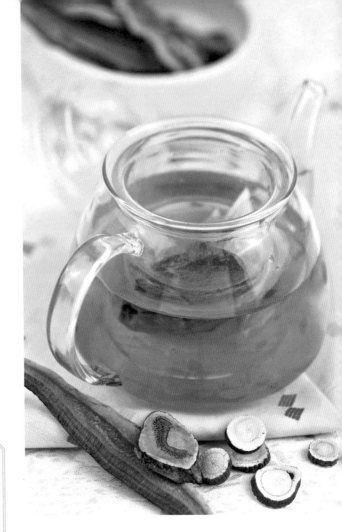

专家箴言

此茶有补益肝气、保肝强肾的功效，对虚证所致的慢性迁延性肝炎有很好的食疗效果。

宜忌

✓ 适合因气血亏虚所致的慢性迁延性肝炎者，症见肝功能损害而肝细胞无坏死、转氨酶反复波动、神疲乏力、腹胀食少、便溏、心悸失眠、健忘等。

✓ 四季皆宜饮用。

✗ 慢性活动性黄疸型肝炎者不宜饮用。

材料

灵芝6克，甘草5克。

做法

将灵芝和甘草一起研为细末，装入茶袋后放入茶壶中，冲入沸水，盖闷20分钟后饮用。

用法

每日1剂，代茶频饮。

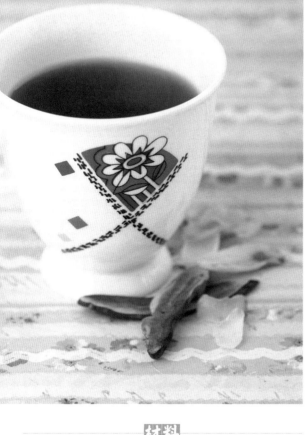

专家箴言

此饮有益气保肝、宁心安神的功效，有助于防治肝病，并对肝病患者常见的心烦易怒、体倦神疲、失眠等有改善作用。

材料

灵芝、干百合各10克。

调料

白糖适量。

做法

1 灵芝、干百合装入调料袋，放入砂锅中加适量水，小火煎煮30分钟即成。

2 汤汁倒入杯中，加适量白糖即可饮用。

用法

每日代茶饮，失眠者睡前30分钟饮用更佳。

宜忌

✓ 适合肝炎、肝硬化、脂肪肝、肝癌患者及白细胞减少者日常调养。

✓ 体倦神疲、心烦易怒、失眠健忘、慢性咳喘、免疫力低下者宜常饮。

✓ 四季皆宜饮用。

✗ 有实证者不宜多饮。

汤羹

灵芝冰糖河蚌汤

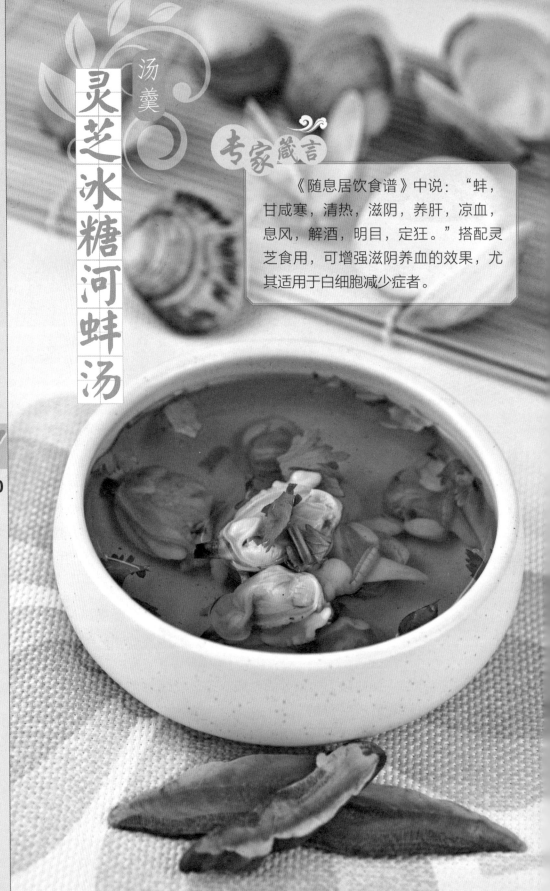

专家箴言

《随息居饮食谱》中说："蚌，甘咸寒，清热，滋阴，养肝，凉血，息风，解酒，明目，定狂。"搭配灵芝食用，可增强滋阴养血的效果，尤其适用于白细胞减少症者。

材料

灵芝10克，河蚌200克，香菜末少许。

调料

料酒、盐、胡椒粉各适量。

做法

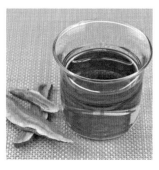 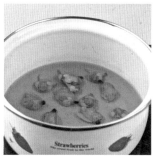 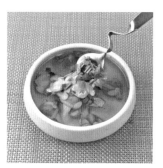

1 将灵芝放入锅中，加适量水煎煮30分钟，去渣取汤汁备用。

2 河蚌去壳取肉，洗净后放入锅中，倒入汤汁，补足水分，加料酒，煮5分钟。

3 盛出倒汤碗中，加入盐、胡椒粉调味，撒上香菜末即可。

用法

随餐食用。

宜忌

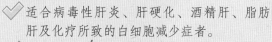

✓ 适合病毒性肝炎、肝硬化、酒精肝、脂肪肝及化疗所致的白细胞减少症者。

✓ 适合阴血亏虚、面色无华、心悸头晕、体倦神疲、神经衰弱者食用。

✓ 春、夏季食用尤佳。

✗ 脾胃虚寒、腹胀、便溏者不宜食用。

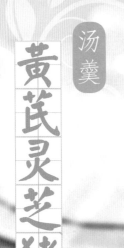

汤羹

黄芪灵芝猪肉汤

专家箴言

黄芪是补气良药，猪肉可滋阴养血，搭配灵芝，可起到气血双补的作用，尤其适合气血亏虚的慢性肝炎、早期肝硬化患者调养。

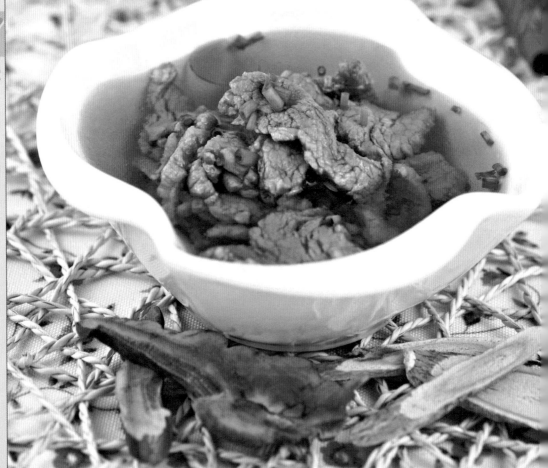

材料

灵芝10克，黄芪15克，猪瘦肉100克。

调料

香葱末少许，料酒、淀粉各10克，香油、盐各适量。

做法

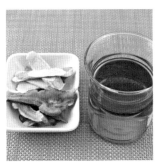 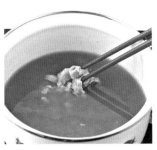 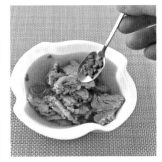

1 将灵芝放入锅中，加适量水煎煮30分钟，去渣取汤汁备用。

2 猪瘦肉切片，用料酒、淀粉抓匀。药汤倒入锅中，补足水分，烧开后放入肉片滑散，再煮沸即可。

3 煮好的汤盛入汤碗，加盐、香油调味，撒上香葱末即成。

用法

每日1次，随餐食用，饮汤吃肉，连服10~15日。

宜忌

✓ 适合肝虚血亏、脾胃气虚所致的免疫力低下、肝功能异常、慢性肝炎、早期肝硬化、白细胞减少、贫血、食少、营养不良、面色萎黄者食用。

✓ 老年气血虚弱引起的慢性咳喘、失眠健忘、神经衰弱、神疲乏力者宜食。

✓ 秋、冬季食用尤佳。

✗ 有实证者不宜食用。

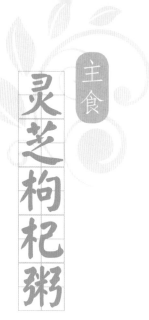

主食

灵芝枸杞粥

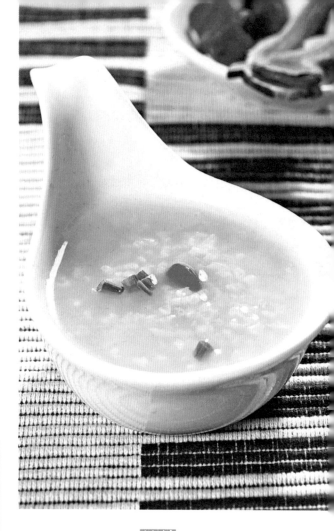

184

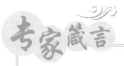

专家箴言

此粥可养肝补血，修复肝损伤，提高肝功能，对慢性肝炎、白细胞减少等症均有食疗效果。

宜忌

✓ 适合慢性肝病患者及白细胞减少症者食用。

✓ 是中老年人抗衰老、抗肿瘤、改善慢性退行性疾病的佳品，久食延年益寿。

✓ 失眠健忘、眼目昏花者多吃有益。

✓ 四季皆宜食用。

✗ 有实证、热证者不宜多吃。

材料

粳米100克，灵芝15克，枸杞子8克。

调料

香葱末、盐各适量。

做法

砂锅中放入淘净的粳米和灵芝，加适量水，煮30分钟，拣出灵芝，放入枸杞子煮至粥成，放入香葱末和盐即成。

用法

每日早、晚分2次温热食用。

利湿退黄药

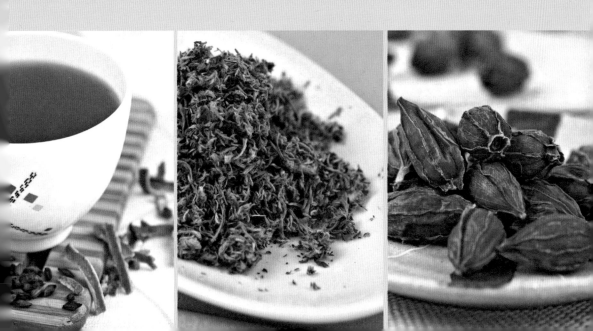

利湿退黄药

茵陈

别名 茵陈蒿、绵茵陈、白蒿、绒蒿。

性味 味苦、辛，性微寒。

归经 归脾、胃、肝、胆经。

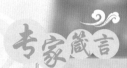

专家箴言

茵陈有清湿热、退黄疸、解毒疗疮的功效。其苦泄下降，性寒清热，善清利脾胃肝胆湿热，使之从小便而出，为治黄疸的要药。现代研究证明，茵陈有显著的保肝利胆退黄作用，并有解热、抗肿瘤和降压作用。

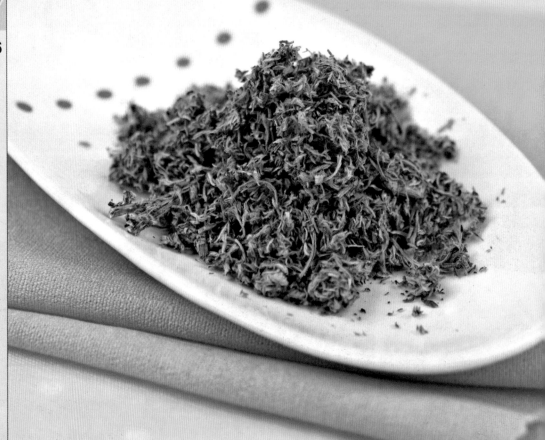

古籍说法

《神农本草经》："主风湿寒热邪气，热结黄疸。"

《名医别录》："通身发黄，小便不利，除头热，去伏瘕。"

《医学入门》："消遍身疮疥。"

药材选料

本品为菊科植物滨蒿或茵陈蒿的干燥地上部分。除去杂质及老茎，晒干搓碎或切碎，生用。春季采收的称"绵茵陈"，嫩苗常用来做菜；秋季采割的称"茵陈蒿"，药用效果更好。以质嫩、绵软、色灰白、香气浓者为佳。

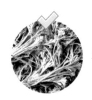 绵茵陈

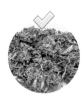 茵陈蒿

常用搭配

茵陈可单用，用于黄疸时，常根据黄疸的病因，与栀子、黄柏、大黄、茯苓、干姜等药物搭配使用。

用法用量

可泡茶、煎汤、煮粥。煎服用量在6～15克。可适量外用，煎汤熏洗患处。

人群宜忌

适宜人群	不宜人群
✓ 因肝胆脾胃湿热所致身目发黄、小便短赤者，对传染性黄疸型肝炎有特效	✗ 蓄血发黄者及血虚萎黄等非因湿热引起的发黄者慎用
✓ 湿热内蕴所致的隐疹、湿疮瘙痒者	

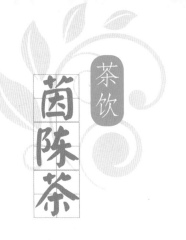

茶饮

茵陈茶

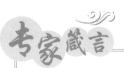

专家箴言

此茶有清热利湿、退黄的功效，常用于湿热黄疸型肝炎。

宜忌

✓ 适合湿热内蕴所致的黄疸型肝炎，有身目发黄、小便短赤症状者。

✓ 遍身风痒、生疥疮者可不加冰糖，用茵陈煎汁外洗患处，非常见效。

✓ 春、夏季饮用尤佳。

✗ 非湿热所致发黄者不宜饮用。

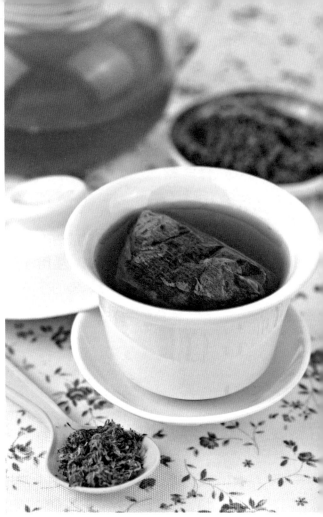

材料

茵陈10克，冰糖适量。

做法

茵陈装入茶袋中和冰糖一起放入茶壶中，冲入沸水，加盖闷泡15分钟即可饮用。

用法

每日1剂，可多次冲泡，代茶频饮。

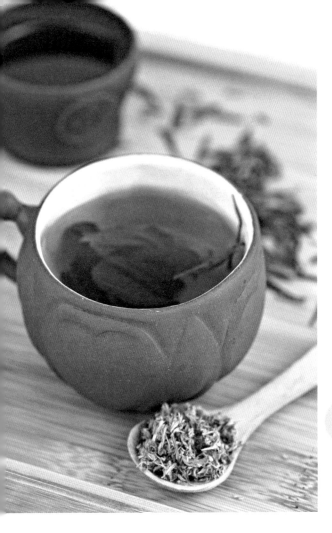

茵陈绿茶

专家箴言

此茶可清热利湿，消退黄疸，改善肝功能，适用于湿热所致的急性黄疸型肝炎。

材料

茵陈15克，生大黄6克，绿茶3克，冰糖适量。

做法

将茵陈、生大黄一起装入调料袋中，放入砂锅，煎取汤汁；绿茶和冰糖放入碗杯，冲入汤汁，闷泡10分钟即可饮用。

用法

每日1剂，代茶频饮，连服10~15天。

宜忌

✓ 适合肝胆湿热所致急性黄疸型肝炎，症见身目俱黄、色鲜黄如橘皮、小便黄赤、舌苔黄腻，或有皮肤瘙痒者。

✓ 春、夏季饮用尤佳。

✗ 黄疸日久、黄色晦暗、形寒喜温者多为寒湿所致，非湿热者不宜用本方。

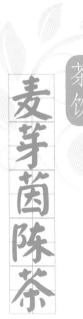

茶饮

麦芽茵陈茶

材料

大麦芽、茵陈各15克，陈皮5克。

做法

将所有材料一起研为末，装入茶袋，放入茶壶中，冲入沸水，盖闷15分钟后饮用。

用法

每日1剂，代茶频饮。

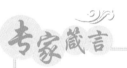

专家箴言

此茶可疏肝理气，消食退黄，保护肝脏，促进肝细胞的修复，调整全身免疫功能，用于急慢性肝炎后遗症。

宜忌

✓ 适合急、慢性肝炎后遗症，症见胸闷、腹部痞胀、食欲不振、肝区疼痛、每因情志抑郁而加重者。

✓ 春季饮用尤佳。

✗ 阴虚火旺者不宜饮用。

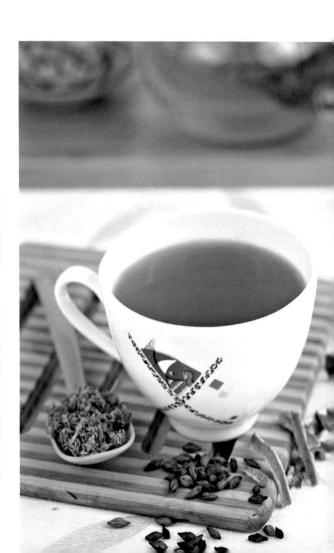

茵陈干姜饮

材料

茵陈、大枣各15克，干姜、甘草各6克。

调料

红糖适量。

做法

将所有材料放入锅中，加适量水煎煮，取汁加红糖饮用。

用法

吃枣喝汤，每日分2次服用，连服数月。

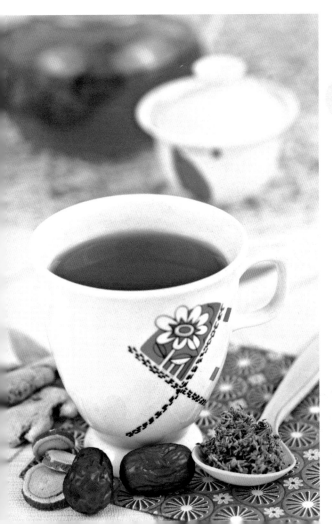

专家箴言

此饮可健脾除湿，改善肝功能，适用于脾虚湿盛、慢性肝炎患者日常调养，久服见效。

宜忌

✓ 适合慢性肝炎有脾虚寒湿者、传染性肝炎，症见身目发黄、黄色晦暗、手足凉、乏力、食少者。

✓ 四季皆宜服用。

✗ 湿热黄疸者不宜饮用。

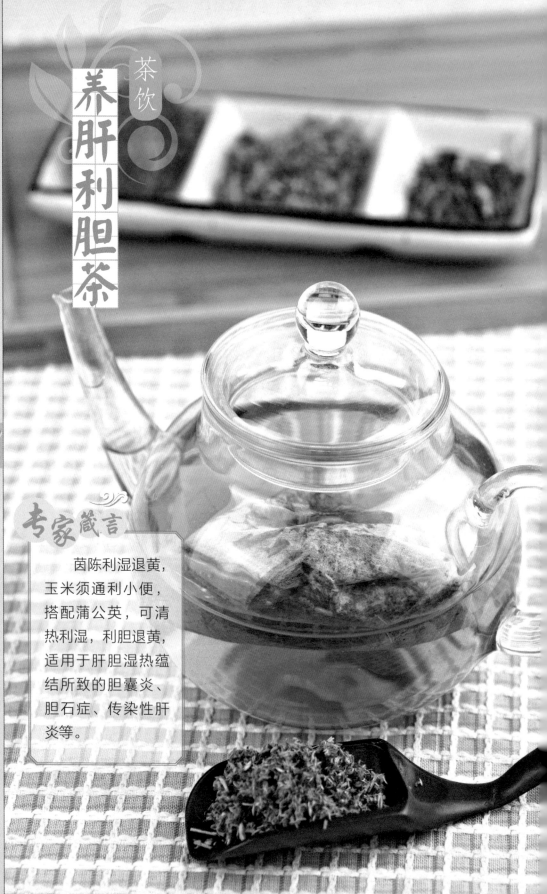

专家箴言

茵陈利湿退黄，玉米须通利小便，搭配蒲公英，可清热利湿，利胆退黄，适用于肝胆湿热蕴结所致的胆囊炎、胆石症、传染性肝炎等。

材料

茵陈、蒲公英各15克，玉米须10克。

调料

白糖适量。

做法

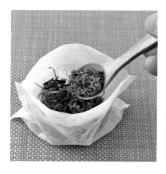

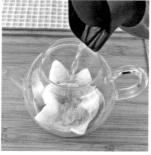

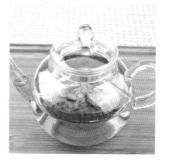

1 将茵陈、玉米须、蒲公英一起放入茶袋中，封好口。

2 把茶袋放入茶壶中，冲入沸水，盖闷15分钟。

3 加入白糖即可饮用，可多次冲泡。

用法

每日1剂，代茶频饮。

宜忌

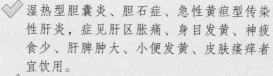

✓ 湿热型胆囊炎、胆石症、急性黄疸型传染性肝炎，症见肝区胀痛、身目发黄、神疲食少、肝脾肿大、小便发黄、皮肤瘙痒者宜饮用。

✓ 春、夏季饮用尤佳。

✗ 非湿热型发黄者不宜饮用。

✗ 脾胃寒弱、便溏、腹泻、小便多、阴虚津亏者不宜饮用。

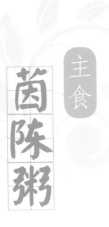

主食

茵陈粥

194

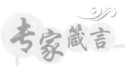

专家箴言

此方出自《粥谱》，有利湿热、退黄疸的功效，用于急性传染性黄疸型肝炎、小便不利等症。

宜忌

✓ 适合湿热黄疸型肝炎患者，急性发作期及恢复期坚持服用，可护肝退黄。

✓ 对肝脾肿大、食欲不振、饮食减少、小便不利、尿黄如浓茶色等症状均可缓解。

✓ 春、夏季食用尤佳。

✗ 非湿热所致黄疸者不宜食用。

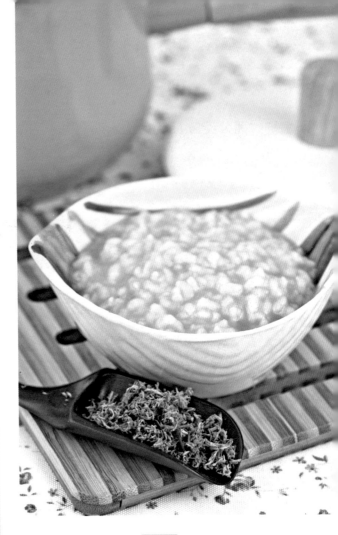

材料

茵陈10克，粳米100克。

调料

白糖适量。

做法

先将茵陈洗净，入砂锅煎煮，去渣留汤，再将粳米倒入锅中，补足水分，煮至粥成，最后加入白糖，稍煮即可。

用法

每日早、晚分2次温热食用，连服7~10天。

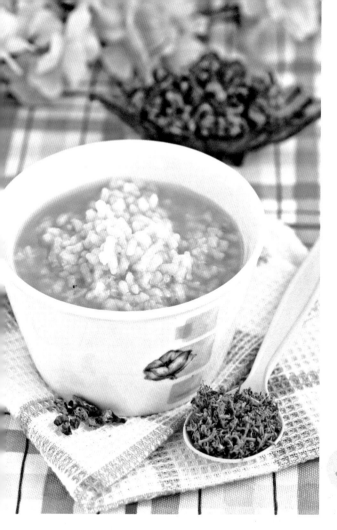

茵陈桃花粥

专家箴言

　　桃花可除水气，通肠道，搭配茵陈，可利湿退黄，通利大小便，尤其适合湿热黄疸者。

材料

茵陈10克，桃花3克，粳米100克。

做法

先将茵陈和桃花煎汤后，去渣取汁。再将粳米煮成粥，兑入药汁，续煮至粥成。

用法

每日早、晚分2次温热食用。

宜忌

✓ 适合湿热所致急慢性黄疸型肝炎，症见身目俱黄、尿黄赤、大便秘结、口干苦或伴发热、胁痛者。

✓ 春、夏季食用尤佳。

✗ 有出血倾向者及孕妇不宜食用。

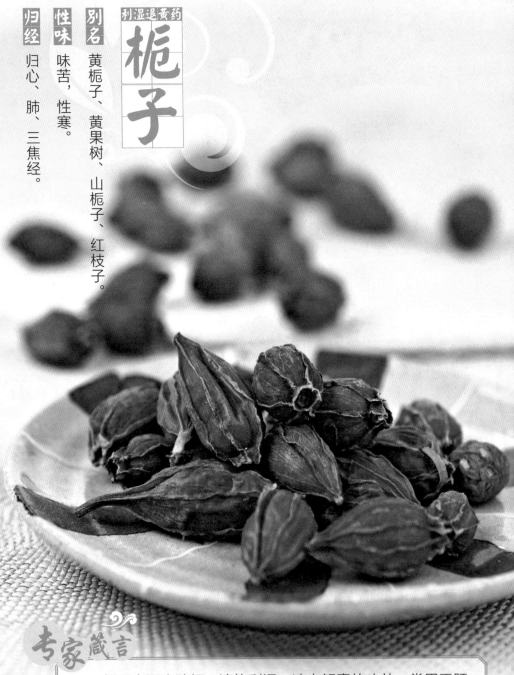

利湿退黄药

栀子

别名 黄栀子、黄果树、山栀子、红枝子。

性味 味苦，性寒。

归经 归心、肺、三焦经。

专家箴言

栀子有泻火除烦、清热利湿、凉血解毒的功效。常用于肝胆湿热郁蒸所致的黄疸、小便短赤，也可用于热病心烦、各类出血证及目赤肿痛、火毒疮疡等。现代研究证明，栀子有明显的利胆作用，是治湿热黄疸及出血证的良药。

古籍说法

《本草正》："栀子……加茵陈除湿热黄疸。"

《药性论》："去热毒风，利五淋，主中恶，通小便，解五种黄病，明目，治时疾，除热及消渴口干，目赤肿病。"

药材选料

为茜草科植物栀子的干燥成熟果实。秋季果实成熟显红黄色时采收。生用或炒焦用。生栀子走气分而泻火，焦栀子入血分而凉血止血，可根据自身情况选择。

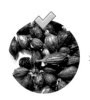 生栀子

 焦栀子

常用搭配

用于湿热黄疸时，栀子常搭配茵陈、大黄、黄柏等同用。

用法用量

一般煎汤服用，煎服用量在5~10克。外用生品适量，研末调敷于患处有效。

人群宜忌

适宜人群	不宜人群
✔ 肝胆湿热郁蒸所致的黄疸、面目皮肤发黄、疲倦、饮食减少、小便短赤者	✘ 栀子苦寒伤胃，脾虚便溏者不宜服用
✔ 下焦湿热所致的血淋涩痛或热淋证者，以及血热妄行所致的吐血、鼻出血、尿血、崩漏等出血证者	
✔ 热病心烦、躁扰不宁者，以及火毒疮疡、目赤肿痛、红肿热痛者	

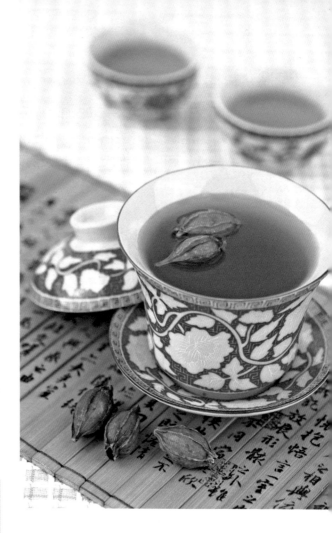

茶饮

栀子茶

专家箴言

此方出自《本草纲目》，有泻火清肝、凉血降压的功效，适用于黄疸、高血压等。

宜忌

✓ 适合肝胆湿热所致黄疸者。

✓ 肝热所致的高血压、头痛、头晕、心烦、出血者。

✓ 春、夏季饮用尤佳。

✗ 脾虚便溏者不宜饮用。

材料

栀子15克，芽茶（纤嫩新芽制成的茶叶，即最嫩的茶叶）5克。

做法

将芽茶和栀子放入锅中，加800毫升水，煎煮至400毫升，去渣取汁饮用。

用法

每日上、下午分2次温热饮用。

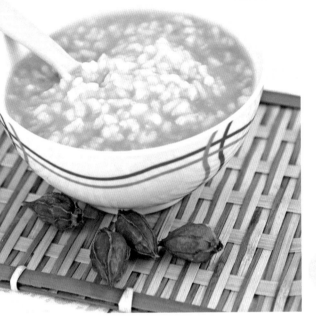

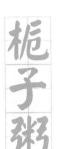

栀子粥

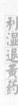

专家箴言

此粥有清热泻火、利湿退黄的功效，常用于黄疸、淋证等。

材料

栀子10克，粳米100克。

做法

1 将栀子碾成细末。
2 粳米加水熬煮成稀粥，待粥将成时，加入栀子粉末，再稍煮即可。

用法

每日早、晚分2次温热食用。

宜忌

✓ 适合肝胆湿热所致的黄疸型肝炎者食用。
✓ 适宜下焦湿热所致的尿血、尿涩痛者。
✓ 适宜高血压、心烦不眠、目赤肿痛者。
✓ 春、夏季食用尤佳。

✗ 脾虚便溏者不宜食用。

图书在版编目（CIP）数据

本草一味舒肝郁 / 余瀛鳌，陈思燕编著 . —北京：
中国中医药出版社，2021.8
（本草护佑全家人丛书）
ISBN 978 – 7 – 5132 – 7030 – 4

Ⅰ . ①本…　Ⅱ . ①余…　②陈…　Ⅲ . ①疏肝 – 验方
Ⅳ . ① R289.51

中国版本图书馆 CIP 数据核字（2021）第 123262 号

中国中医药出版社出版

北京经济技术开发区科创十三街 31 号院二区 8 号楼
邮政编码　100176
传真　010-64405721
河北品睿印刷有限公司印刷
各地新华书店经销

开本 710×1000　1/16　印张 13　字数 163 千字
2021 年 8 月第 1 版　2021 年 8 月第 1 次印刷
书号　ISBN 978 – 7 – 5132 – 7030 – 4

定价　59.80 元
网址　www.cptcm.com

服务热线　010-64405720
购书热线　010-89535836
维权打假　010-64405753

微信服务号　zgzyycbs
微商城网址　https：//kdt.im/LIdUGr
官方微博　http：//e.weibo.com/cptcm
天猫旗舰店网址　https：//zgzyycbs.tmall.com

如有印装质量问题请与本社出版部联系（010-64405510）
版权专有　侵权必究